化学与生物学在医药中的应用

邹淑君　闫丽莉　李明珠　著

中国轻工业出版社

图书在版编目（CIP）数据

化学与生物学在医药中的应用／邹淑君，闫丽莉，李明珠著. — 北京：中国轻工业出版社，2024.8
ISBN 978-7-5184-4973-6

Ⅰ．①化…　Ⅱ．①邹…②闫…③李…　Ⅲ．①医用化学—研究②医药学—生物学—研究　Ⅳ．①R31

中国国家版本馆 CIP 数据核字（2024）第 099946 号

责任编辑：江　娟　　责任终审：许春英
文字编辑：杨　璐　　责任校对：晋　洁　　整体设计：锋尚设计
策划编辑：江　娟　　排版制作：砚祥志远　　责任监印：张京华

出版发行：中国轻工业出版社（北京鲁谷东街 5 号，邮编：100040）
印　　刷：北京君升印刷有限公司
经　　销：各地新华书店
版　　次：2024 年 8 月第 1 版第 1 次印刷
开　　本：787×1092　1/16　印张：10
字　　数：220 千字
书　　号：ISBN 978-7-5184-4973-6　定价：68.00 元
邮购电话：010-85119873
发行电话：010-85119832　010-85119912
网　　址：http://www.chlip.com.cn
Email：club@ chlip.com.cn

前　言

随着科学技术的发展和学科的相互渗透，化学和生物学在医药中的应用越来越广泛。药物化学学科的研究内容已由原有的以化学为主的研究转变为以化学、生物学、临床应用相结合的研究体系。

本书在编排上注重医药化学和生物化学的基础知识，在此基础上把两者融合分析，阐述了药物中化学的应用、现代中药制剂中化学的应用以及分子生物学在医药研究中的意义。

本书共八章内容，由邹淑君、闫丽莉、李明珠所著，具体分工如下：邹淑君（黑龙江中医药大学）担任第一著者，负责第一章、第二章及第五章内容的撰写；闫丽莉（黑龙江中医药大学）担任第二著者，负责第三章、第四章、第八章内容的撰写；李明珠（黑龙江中医药大学）担任第三著者，负责第六章、第七章内容的撰写。

本书力求做到概念清楚、文字简洁、图文并茂，所讲内容系统又实用，可供生物类、化学类、制药类及相关轻工技术和生物技术专业院校师生作为参考资料。

由于编写时间仓促，不足之处在所难免，欢迎广大读者在使用过程中对书中的错漏之处不吝赐教，更希望能提出建设性意见，以帮助我们再版时修改，使本书更为完善。

邹淑君　闫丽莉　李明珠

2023 年 10 月 26 日

目 录

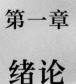

第一章

绪论

第一节 中医药基本理论概述

一、中医学基础

（一）阴阳学说

1. 阴阳学说的基本概念

阴阳属于中国古代哲学范畴，是对自然界相互关联的某些事物和现象对立双方的概括。它可代表两个相互对立的事物，也可代表同一事物内部所存在的相互对立的两个方面。例如，昼为阳，夜为阴；就上午和下午而言，则上午为阳中之阳，下午为阳中之阴；就前半夜与后半夜而言，前半夜为阴中之阴，后半夜为阴中之阳。

2. 阴阳学说的基本内容

（1）阴阳的对立制约　阴阳学说认为，自然界一切事物或现象都存在着相互对立的两个方面。阴阳的相互对立表现在它们之间的相互制约和相互斗争上，相互制约的过程也是相互斗争的过程，没有斗争就不能制约。正是由于阴阳的不断斗争，才能推动事物的发展和变化，并维持它们之间的动态平衡。

（2）阴阳的互根互用　阴阳既是相互对立的，又是相互依存的，任何一方都不能脱离另一方而单独存在。如《素问·阴阳应象大论》说："阴在内，阳之守也；阳在外，阴之使也"，很好地说明了阴阳的相互依存关系。如果阴阳双方失去了相互依存的条件，即所谓"孤阴不生，独阳不长"。"阴阳互根互用"，既是阴阳消长的基本条件，同时也是阴阳转换的内在根据。

（3）阴阳的消长平衡　阴阳消长是指阴阳的运动形式或量的变化。阴阳之间对立制约、互根互用，并不是处于静止不变的状态，而是处于"阳消阴长"或"阴消阳长"的不断运动变化之中，故说"消长平衡"。以四季的气候变化为例，从冬至春及夏，气候从寒冷逐渐转暖变热，即是"阴消阳长"的过程；由夏至秋及冬，气候由炎热逐渐转凉变寒，即是"阳消阴长"的过程。这就是自然界阴阳相互消长制约的结果。

（4）阴阳的相互转化　　阴阳转化是指事物的阴阳对立的双方在一定条件下向其相反的方向转化。如《素问·阴阳应象大论》说："重阴必阳，重阳必阴""寒极生热，热极生寒"，这里的"重"和"极"就是促进转化的条件。在疾病的发展过程中，由阳转阴、由阴转阳的变化，是常常可以见到的。如高热的病人，突然体温下降，面色苍白，四肢厥冷，脉微欲绝，这是由阳证转化为阴证的表现；有肢冷、腹痛、腹泻等症状的病人，治疗后出现烦躁、口渴等，这是由阴证转化为阳证的表现。

3. 阴阳学说在中医学中的运用

阴阳学说贯穿中医理论体系的各个方面，用来说明人体的组织结构、生理功能、病理变化，并指导临床诊断和治疗。

（1）说明人体的组织结构　　阴阳学说在阐释人体的组织结构时，认为人体是一个有机整体，是一个极为复杂的阴阳对立统一体，人体内部充满着阴阳对立统一的现象。人的一切组织结构，既是有机联系的，又可以划分为相互对立的阴、阳两部分。所以说："人生有形，不离阴阳"（《素问·宝命全形论》）。

（2）说明人体的生理功能　　阴阳学说分析人体健康和疾病的矛盾，提出了维持人体阴阳平衡的理论。如以功能和物质相对而言，功能属阳，物质属阴，正由于功能和物质的对立制约、互根互用、消长平衡，从而维持了人体生命活动的正常进行。所以说，"阴平阳秘，精神乃治"。

（3）说明人体的病理变化　　阴阳学说解释人体的病理变化，认为疾病的发生及病理过程，是由于某种原因使阴阳失去相对的协调平衡而出现的偏盛或偏衰的结果。疾病的发生过程多为邪正斗争的过程，其结果则是引起机体的阴阳某一方面的偏盛或偏衰。

4. 阴阳学说用于疾病的诊断

阴阳学说用于疾病的诊断，认为疾病的发生、发展变化的根本原因是阴阳偏盛或偏衰。在临床辨证中，首先要分清阴阳才能掌握疾病的本质，故《黄帝内经》说："善诊者，察色按脉，先别阴阳"。如脉诊中，浮、数、洪等属阳，沉、迟、细等属阴；望诊中，以色泽分阴阳，鲜明者属阳，晦暗者属阴。

5. 阴阳学说用于疾病的治疗

由于疾病发生、发展的根本原因是阴阳失调，因此，调整阴阳，补偏救弊，促使阴平阳秘，恢复阴阳相对平衡，是治疗疾病的基本原则。阴阳学说用以指导疾病的治疗，一是确定治疗原则，二是归纳药物的性能。

（二）五行学说

1. 基本概念

五行学说是中国古代一种朴素的唯物主义哲学思想，属元素论的宇宙观，是一种朴素的普通系统论。五行是指木、火、土、金、水五种物质相互滋生、相互制约的关系，且处于不断运动变化之中。中医学的五行学说着重用五行互藏理论说明自然界多维、多层次无限可分的物质结构和属性，以及脏腑的相互关系，特别是人体的五脏互藏规律，揭示机体内部与外界环境的动态平衡的调节机制，阐明健康与疾病、疾病的诊断和防治的规律。

2. 基本内容

（1）五行的特性　五行的特性，是古人在长期生活和生产实践中，对木、火、土、金、水五种物质的朴素认识基础之上，进行抽象概括而逐渐形成的理论概念。

①木的特性："木曰曲直"。曲，屈也；直，伸也。曲直，即能屈能伸之义。木具有生长、能屈能伸、升发的特性。木代表生发力量的性能，标示宇宙万物具有生生不息的功能。故凡具有这类特性的事物或现象，都可归属于"木"。

②火的特性："火曰炎上"。炎，热也；上，向上。火具有发热、温暖、向上的特性。火代表生发力量的升华，光辉而热力的性能。故凡具有温热、升腾、茂盛性能的事物或现象，均可归属于"火"。

③土的特性："土爱稼穑"。春种曰稼，秋收曰穑，指农作物的播种和收获。土具有载物、生化的特性，故称土载四行，为万物之母。土具生生之义，为世界万物和人类生存之本，"四象五行皆藉土"。故凡具有生化、承载、受纳性能的事物或现象，皆归属于"土"。

④金的特性："金曰从革"。从，顺从、服从；革，革除、改革、变革。金具有能柔能刚、变革、肃杀的特性。金代表固体的性能，凡物生长之后，必会达到凝固状态，用金以示其坚固性，引申为肃杀、潜能、收敛、清洁之意。故凡具有这类性能的事物或现象，均可归属于"金"。

⑤水的特性："水曰润下"。润，湿润；下，向下。水代表冻结含藏之意，水具有滋润、就下、闭藏的特性。故凡具有寒凉、滋润、就下、闭藏性能的事物或现象，都可归属于"水"。

（2）事物属性的五行分类　五行学说以天人相应为指导思想，以五行为中心，以空间结构的五方、时间结构的五季、人体结构的五脏为基本框架，将自然界的各种事物和现象，以及人体的生理病理现象，按其属性进行归纳（表1-1）。

表1-1　　　　　　　　　　事物属性的五行归类

五行	木	火	土	金	水
五味	酸	苦	甘	辛	咸
五色	青	赤	黄	白	黑
五化	生	长	化	收	藏
五气	风	暑	湿	燥	寒
五方	东	南	中	西	北
五季	春	夏	长夏	秋	冬

续表

脏	肝	心	脾	肺	肾
腑	胆	小肠	胃	大肠	膀胱
五官	目	舌	口	鼻	耳
形体	筋	脉	肉	皮毛	骨
情志	怒	喜	思	悲	恐

（3）五行的生克乘侮　五行学说主要是以五行相生相克来说明事物之间的相互关系，即五行之间不是孤立的、静止的，而是密切联系与运动变化的。五行的乘侮，"乘"即是以强凌弱的意思，相乘是指五行中某一行对被克的一行克制太过引起一系列过度反应。"侮"指反侮，相侮是指由于五行的某一行过于强盛，对原来克我的一行进行反侮。

3. 五行学说在中医学中的应用

五行学说在中医学领域中的应用，主要是运用五行的特性来分析和归纳人体的形体结构及其功能，以及外界环境各种要素的五行属性，加强了中医学关于人体以及人与外界环境是一个统一整体的论证，使中医学所采用的整体方法进一步系统化。

（三）脏腑

1. 脏腑的概念

脏腑是人体五脏（心、肺、脾、肝、肾）、六腑（胆、胃、大肠、小肠、膀胱、三焦）和奇恒之腑（脑、髓、骨、脉、胆、女子胞）的总称。

2. 脏腑之间的关系

（1）脏与脏之间的关系

①心与肺：心肺同居上焦。心肺在上，心主血，肺主气；心主行血，肺主呼吸。这就决定了心与肺之间的关系，实际上就是气和血的关系。因此，在病理上，肺的宣肃功能失调，可影响心主行血的功能，而致血液运行失常。反之，心的功能失调，导致血行异常时，也会影响肺的宣发和肃降，从而出现心肺亏虚、气虚血瘀之候等。

②心与脾：心主血而行血，脾主生血又统血，所以心与脾的关系，主要是主血与生血、行血与统血的关系。

③心与肝：心主血，肝藏血；心主神志，肝主疏泄，调节精神情志。所以，心与肝的关系，主要是主血和藏血，主神志与调节精神情志之间的相互关系。

④心与肾：心居胸中，属阳，在五行属火；肾在腹中，属阴，在五行属水。心肾之间相互依存、相互制约的关系，称为心肾相交，又称水火既济、坎离交济。心肾的这种关系若遭到破坏，形成病理状态，称为心肾不交。

⑤肺与脾：脾主运化，为气血生化之源；肺司呼吸，主一身之气。脾主运化，为胃

行其津液；肺主行水，通调水道，所以脾和肺的关系，主要表现在气和水之间的关系。

⑥肺与肝：肝主升发，肺主肃降，肝升肺降，气机调畅，气血流行，脏腑安和，所以二者关系到人体的气机升降运动。

⑦肺与肾：肺属金，肾属水，金生水，故肺肾关系称为金水相生，又名肺肾相生。肺为水上之源，肾为主水之脏；肺主呼气，肾主纳气。所以肺与肾的关系，主要表现为水液代谢和呼吸运动两个方面。

⑧肝与脾：肝主疏泄，脾主运化；肝藏血，脾生血统血。因此，肝与脾的关系主要表现为疏泄与运化、藏血与统血之间的相互关系。

⑨肝与肾：肝藏血，肾藏精；肝主疏泄，肾主闭藏。肝肾之间的关系称为肝肾同源，又称乙癸同源。肝肾之间，阴液互相滋养，精血相生。

⑩脾与肾：脾为后天之本，肾为先天之本，脾与肾的关系是后天与先天的关系，后天与先天是相互资助、相互促进的。

（2）脏与腑之间的关系

①心与小肠：心为脏，故属阴；小肠为腑，故属阳。两者在五行都属火。心居胸中、小肠居腹中，两者相距甚远，但由于手少阴心经属心络小肠，手太阳小肠经属小肠络心，心与小肠通过经脉的相互络属构成脏腑表里关系。

②肺与大肠：肺为脏，属阴；大肠属腑，属阳。两者相距甚远，但由于手太阴肺经属肺络大肠，手阳明大肠经属大肠络肺，通过经脉的相互络属，构成脏腑表里关系，因此二者在生理病理上有密切关系。

③脾与胃：脾与胃在五行属土，位居中焦，以膜相连，经络互相联络而构成脏腑表里配合关系。脾胃为后天之本，在饮食的受纳、消化、吸收和分布的生理过程中起主要作用。脾与胃之间的关系，具体表现在纳与运、升与降、燥与湿几个方面。

④肝与胆：肝位于右胁，胆附于肝叶之间。肝与胆在五行均属木，经脉又互相络属构成脏腑表里关系。肝与胆在生理上的关系，主要表现在消化功能和精神情志活动方面。

⑤肾与膀胱：肾为水脏，膀胱为水腑，在五行同属水。两者密切相连，又有经络互相络属，构成脏腑表里相合的关系。

（3）腑与腑之间的关系　传导化合物是六腑的主要生理功能。六腑在不断完成其受纳、消化、传导和排泄功能时，宜通不宜滞，古人即有"六腑以通为用""腑病以通为补"的说法。六腑在病理上也是相互影响的，如胃有实热，耗灼津液，可使大肠津亏，大便燥结；脾胃湿热熏蒸肝胆出现黄疸等。

（四）经络

1. 十二经脉与奇经八脉

（1）十二经脉　十二经脉对称地分布于人体的两侧，每一经脉的名称包括手或足、阴或阳、脏或腑三部分（表1-2）。

表1-2　　　　　　　　　　　十二经脉名称分类

部位	阴经（属脏）	阳经（属腑）	循行部位（阴经行于内侧，阳经行于外侧）	
手	太阴肺经	阳明大肠经	上肢	前缘
	厥阴心包经	少阳三焦经		中线
	少阴心经	太阳小肠经		后缘
足	太阴脾经	阳明胃经	下肢	前缘
	厥阴肝经	少阳胆经		中线
	少阴肾经	太阳膀胱经		后缘

（2）奇经八脉　奇经八脉是督脉、任脉、冲脉、带脉、阴维脉、阳维脉、阴跷脉、阳跷脉的总称。奇经八脉交错地循行分布于十二经之间。其作用主要体现在两方面：其一，沟通了十二经脉之间的联系，奇经八脉将部位相近、功能相似的经脉联系起来，达到统摄有关经脉气血、协调阴阳的作用。例如，督脉与六阳经有联系，称为"阳脉之海"，具有调节全身诸阳经经气的作用；任脉与六阴经有联系，称为"阴脉之海"，具有调节全身诸阴经经气的作用；冲脉与任脉、督脉有联系，同时与足阳明、足少阴等经有联系，故有"十二经之海""血海"之称，具有涵蓄十二经气血的作用；带脉约束联系了纵行躯干部的诸条足经；阴、阳维脉联系阴经与阳经，分别主管一身之表里；阴、阳跷脉主持阳动阴静，共司下肢运动与寤寐。其二，奇经八脉对十二经气血有蓄积和渗灌的调节作用，当十二经脉及脏腑气血旺盛时，奇经八脉能加以蓄积，当人体功能活动需要时，奇经八脉又能渗灌供应。

2. 经络的生理功能与应用

（1）经络的生理功能

①沟通内外，联系肢体：经络具有联络脏腑和肢体的作用。如《灵枢·海论》篇说："夫十二经脉者，内属于腑脏，外络于肢节"，指出了经络能沟通表里、联络上下，将人体各部的组织器官联结成一个有机的整体。

②运行气血，营养周身：经络具有运行气血、濡养周身的作用。《灵枢·本脏》篇说："经脉者，所以行血气而营阴阳，濡筋骨，利关节者也"，由于经络能输送营养到周身，因而保证了全身各器官正常的功能活动，所以经络的气血运行，能保证全身各组织器官的营养供给，为各组织器官的功能活动提供必要的物质基础。

③抗御外邪，保卫机体：由于经络能行血气而营阴阳，使卫气密布于皮肤之中，加强皮部的保护作用，故"六淫之邪不易侵袭"。

（2）经络的应用

①阐明病理反应：

第一反应病候，经络在人体分布较规律，当内脏出现疾病时，在相应的经脉循环部位将出现各种不同的症状和体征，例如，心火上炎可致口舌生疮；肝火升腾可致耳目肿赤；肾气亏虚可使两耳失聪。

第二传注病邪，在正虚邪盛时，经络又是病邪传注的途径。经脉出现疾病可传入内脏，如《素问·缪刺论》说"夫邪之客于形也，必先舍于皮毛，留而不去入舍于孙脉，留而不去入舍于络脉，留而不去入舍于经脉，内连五脏，散于肠胃"。反之，内脏出现疾病亦可累及经脉，如《素问·脏气法时论》说："肝病者，两胁下痛引少腹"等。

②诊断方面：由于经络循行有一定规律，并和一定脏腑有络属关系，脏腑经络出现疾病可在一定部位反映出来，因此可以将疾病在各经脉所经过部位的表现，作为疾病诊断的依据。例如头痛病，可根据经脉在头部的循行分布规律加以辨证，如前额痛多与阳明经有关，两侧痛与少阳经有关，枕部痛与太阳经有关，巅顶痛则与足厥阴经有关。此外，还可根据某些明显异常反应如压痛、结节、条索状等反应帮助诊断疾病，例如，临床上阑尾炎患者多在阑尾穴处有压痛感。

③治疗方面：经络学说广泛地应用于临床各科的治疗，尤其是对针灸、按摩、药物治疗等具有重要的指导意义。

针灸按摩治疗，是根据某经络或某脏腑的病变，选取相关经脉上的腧穴进行治疗。例如，头痛即可根据其发病部位，选取有关腧穴进行针刺，如阳明头痛取阳明经，两肋痛取肝经腧穴。

在药物治疗上，常根据归经理论，选取特定药物治疗某些特定疾病。例如，柴胡入少阳经，少阳头痛时常首选使用柴胡。

二、中药学基础

（一）中药的性能

1. 四气

中医学认为，病证寒热是由于人体阴阳偏盛、偏衰而引起的。四气反映了药物影响人体阴阳盛衰、寒热变化，是说明药物作用性质的重要概念之一。药物的温热寒凉是从药物作用于机体的反应概括出来的，与治疗疾病的寒热性质相对应，故药性的确定是以用药反应为依据，病证寒热为基准。一般来讲，具有清热泻火、凉血解毒等作用的药物，性属寒凉；具有温里散寒、补火助阳、温经通络、回阳救逆等作用的药物，性属温热。

2. 五味

确定"味"的主要依据是药物的滋味和作用。五味的意义是标示药物的真实滋味和提示药物作用的基本特征。五味的作用见表1-3。

3. 升降沉浮

升降沉浮反映药物作用的趋向性，升浮属阳，沉降属阴。一般具有升阳发表、祛风散寒、涌吐、开窍等功效的药物，都能上行向外，药性都是升浮的；具有泻下、清热、利水、渗湿、重镇安神、潜阳息风、消导积滞、降逆止呕、收敛固涩、止咳平喘等功效的药物则能下行向内，药物都是沉降的。

表1-3　　　　　　　　　　　中药五味的作用

五味	作用
辛	能散，能行，有发散、行气、行血的作用
甘	能补，能缓，有补缓、和中、调和药性、缓急止痛的作用
酸	能收，能涩，有收敛固涩作用
苦	能泄，能燥，广义通泄，有降泄、清泄、燥湿等作用
咸	能软，能下，有软坚散结和泻下作用

4. 归经

归经表示药物作用部位，归是作用的归属，经是脏腑经络的概称。归经是以脏腑经络理论为基础，以所治病证为依据而确定的。掌握归经，有助于提高用药的准确性，即"不知经脉而用药，其失也泛"。例如，羌活善治太阳经头痛，葛根、白芷善治阳明经头痛，柴胡善治少阳经头痛，吴茱萸善治厥阴经头痛，细辛善治少阴经头痛等，但用药时也不能拘泥于归经，应考虑脏腑经络间的关系，即"执经络而用药，其失也泥，反能致害"。

5. 有毒与无毒

毒性：指药物对机体的损害性。毒性反应与副作用不同，它对人体的危害性较大，甚至可危及生命，故毒性反应在临床用药时应当尽量避免。由于毒性反应的产生与药物储存、加工炮制、配伍、剂型、给药途径、用量、使用时间的长短以及病人的体质、年龄、证候性质等都有密切关系，因此，使用有毒药物时，应从上述各个环节进行控制。

（二）中药的配伍

配伍是指有目的地按病情需要和药性特点，有选择地将两味以上药物配合使用，其目的是全面兼顾治疗要求，制约药性，防止不良反应、毒性和副作用。中药的配伍关系见表1-4。

表1-4　　　　　　　　　　　中药的配伍关系

单行	用单味药治病
相须	性能功效相似的药物配合应用，可以增强原有疗效
相使	某些共性的药物配伍使用，以一药为主，另一药为辅，且辅药能增强主药疗效
相畏	一种药的毒性反应或副作用能被另一种药物减轻或消除

续表

单行	用单味药治病
相杀	一种药能减轻或消除另一种药的毒性或副作用
相恶	两药合用，一种药物能使另一种药物原有的功效降低，甚至消失
相反	两药合用，能产生或增强毒性反应或副作用

（三）用药禁忌

1. 配伍禁忌

（1）十八反　甘草反甘遂、京大戟、海藻、芫花；乌头反贝母、瓜蒌、半夏、白蔹、白及；藜芦反人参、沙参、丹参、玄参、苦参、细辛、芍药（反玄参系《本草纲目》增入，所以实有十九味药）。

（2）十九畏　硫黄畏朴硝；水银畏砒霜；狼毒畏密陀僧；巴豆畏牵牛；丁香畏郁金；川乌、草乌畏犀角；牙硝畏三棱；人参畏五灵脂；官桂畏赤石脂。

2. 妊娠用药禁忌

（1）禁用　属禁用的多是毒性强烈，或药性作用峻猛之品，及堕胎作用较强的药。禁用药包括水银、砒霜、雄黄、芒硝、附子、轻粉、斑蝥、马钱子、蟾蜍、川乌、草乌、藜芦、胆矾、瓜蒌、巴豆、甘遂、京大戟、芫花、牵牛子、商陆、麝香、水蛭、虻虫、三棱、莪术等。

（2）慎用　属慎用药的主要是活血祛瘀药、行气药、攻下药、温里药中的部分药物。慎用药包括牛膝、川芎、红花、桃仁、姜黄、牡丹皮、枳实、大黄、番泻叶、干漆、芦荟、肉桂等。

3. 服药时的饮食禁忌

（1）热性病应忌食辛辣、油腻、煎炸类食物。

（2）寒性病应忌食生冷。

（3）胸痹者应忌食肥肉、脂肪、动物内脏及烟、酒。

（4）肝阳上亢、头晕目眩、烦躁易怒等应忌食辣椒、大蒜、酒等辛热助阳之品。

（5）脾胃虚弱者应忌食油炸黏腻、寒冷固硬、不易消化的食物。

（6）疮疡、皮肤病患者应忌食鱼、虾、蟹等腥膻发物及辛辣刺激性食物。

第二节　西医药基本理论概述

一、药理学

药理学是研究药物与机体相互作用及其反应规律、作用机制的一门学科。药理学的研究任务是阐明药物作用及作用机制，进而改善药物质量、提高药物疗效，为预防药物的不良反应以及改善临床用药提供依据。同时，药理学研究有助于药物新作用的发现、新活性化合物的发现，为探索细胞反应及病理过程提供依据。

药理学的研究是通过实验进行的。研究过程需要在严格控制的条件下，探索药物对机体或其组成部分的作用规律，并从规律中分析得到作用原理。药理学研究主要为基础药理学，通过体外生物实验探索药物活性剂作用。为了将药物作用实际应用在临床诊治中，临床药理学在近年逐渐发展起来。其以临床病人为研究对象，将药理学理论转化为临床治疗和用药实践。

药理学是药学、基础医学与临床医学之间的沟通桥梁。在药理学的理论指导下，临床实践经验得到丰富，药学与医学相互促进，共同推动医疗水平的提升。药物的实验研究和临床应用还需要遵守法律法规，按照有关指导原则设计，使用对人健康有保障的药物。

药理学研究的内容包括药物效应动力学（简称药效学，PK）和药物代谢动力学（简称药动学，PD）。前者主要研究药物对机体的作用，包括药物的作用和效应、作用机制及临床应用等；后者主要研究药物在机体的作用下所发生的变化及其规律，包括药物在体内的吸收、分布、代谢和排泄过程，特别是血药浓度随时间变化的规律、影响药物疗效的因素等。

研究药效学与药动学的内容需要综合多种学科，运用不同方法。近年来的新研究方法包括物理学、化学、生物学、电子计算机等学科的新技术综合运用，同时开发出了准确、灵敏、快速的代谢产物浓度测定方法。新研究方法还包括细胞培养、微生物转化、组织培养、基因工程酶表达等体外代谢模型以及液质联用（LC/MS）、液相色谱与串联质谱联用（LC/MS/MS）、液相色谱–核磁共振谱（LC/NMR）、放射标记示踪技术等结合型代谢及代谢产物结构的鉴定方法。药理学按研究方向可分为以下几类。

（一）遗传药理学与药物基因组学的研究

遗传药理学研究的内容主要为遗传因素对药物反应的作用。一般情况下，药物在不同个体中的作用与代谢存在差异，导致这种差异的原因可能是遗传物质不同。

药物基因组学是指用基因组信息和基因组学研究方法，系统地进行脱氧核糖核酸（DNA）遗传变异分析、基因表达谱观察，进而阐明药物在不同个体间的反应差异与遗传物质的具体关系，探索基因特性对药物作用的影响和基因变异引起的药物在不同个体中的差异，为新药物的开发提供充足的依据。

（二）多药耐药的研究

多药耐药（multidrug resistance，MDR）是指当机体对一种药物产生耐药性后，对其他结构或作用机制不同的药物也能产生耐药性的现象。机体对药物产生耐药性的机制可能包括以下几点：第一，细胞转运蛋白活化，细胞膜通透性改变，促进药物排出细胞；第二，细胞产生灭活酶，使药物在细胞内水解，降低药物的生物活性；第三，细胞靶位结构改变或增强靶位结构的修复，降低药物与靶点的亲和力；第四，抑制细胞凋亡。

易引起典型多药耐药的药物一般是天然产物中的杂环化疗药物，主要包括鬼臼毒素类、生物碱类（如长春碱）、抗癌抗生素（如阿霉素）、紫杉醇，以及烷化剂丝裂霉素等。

（三）药物相互作用的研究

药物相互作用是指在服用某种药物的同时或服用某种药物后，服用其他药物导致的药物作用时间、作用强度等可量化的变化。作用结果可分为提高药效、无作用、产生毒副作用三种。临床中常使用多种药物的复方制剂，或多种不同药物联合使用，单一药物的应用较少。因此，不同药物间的化学反应及药理毒理的相互影响显得至关重要。

药物相互作用包括药动学相互作用和药效学相互作用两大类。无关、协同、相加和拮抗四种作用组成药效学相互作用。吸收、分布、代谢、排泄四个阶段组成药动学的相互作用过程，其中又以代谢阶段最易发生相互作用，大约占药动学全部相互作用的40%，具有非常重要的临床意义。

药物相互作用是一个错综复杂的过程，涉及药物与药物、药物与生物体之间的相互作用，以及药效学和药动学等多个层面。它不仅包括生物体各个系统、器官、组织、细胞之间的相互作用，还深入分子机制层面。药物间作用的体内规律和个体差异尚不明确，需进一步研究。由于体内研究困难，研究过程可以通过体外系统进行。

（四）药动学、药效学结合的研究

药物药理、毒理的研究已广泛使用药动学、药效学结合（PK/PD）的研究方法。目前研究内容具体包括体内酶对药物的作用、代谢转化及转运、前体药与原药的比较以及其他个体差异性因素（性别、年龄、民族等）。药动学、药效学的研究模型可以从个体层面优化抗肿瘤药、抗菌药的使用剂量，从而解决药物在不同个体间的差异。合理的药动学、药效学模型对优化临床药物使用、筛选活性化合物和制剂、新药研发具有不可替代的作用。

二、药物化学

药物化学是对药物结构、药物活性进行研究的一门学科。该学科结合了化学和生物学，研究内容包括药物化学结构与物理化学性质的关系、药物的化学结构和活性间的关系（即构效关系），阐明药物与受体的相互作用，鉴定药物在体内吸收、转运、分布的情况及代谢产物，通过药物分子设计或对先导化合物的化学修饰获得新化学实体创制新药。药物化学是一门经典学科，具有坚实的发展基础，同时积累了十分丰富的内容，为人类的健康做出了重要的贡献。

　　每种不同药物的理化性质、结构、构效关系和体内转运都不同，在此不做细述。下文重点讲述药物化学对新药设计开发的指导原理。设计研究一种新药，首先需要发现具有生物活性的先导化合物，再对先导化合物进行结构修饰和优化，得到全新的改造产物，提高体内药物活性，减少毒副反应。因此，新药的药物化学研究往往分为两个步骤：①先导化合物的发现；②先导化合物结构的优化和改造。

（一）先导化合物的发现

　　先导化合物的发现是创新药物研究的基础，只有获得具有生物活性的先导化合物，才能对其进行结构改造得到新药。目前，药物学家已经获得了多种先导化合物的发现途径，包括从天然资源得到先导化合物、以现有药物作为先导化合物、以活性内源性物质作为先导化合物以及用组合化学和高通量筛选得到先导化合物。

1. 从天然资源中发现先导化合物

　　天然资源中的化合物成分丰富，对其进行提取、分离、纯化是得到先导化合物最有效的途径之一。天然产物中先导化合物的研究又可以分为两个方面：一是提取分离和成分研究；二是化合物活性判断。二者技术交叉较少，且理论具有独立性，因此在实际工作中通常独立完成。然而二者相互依赖、不可分割，只有结合起来才能发挥作用，得到有效的先导化合物，如活性追踪指导天然产物活性分子的分离纯化。

　　传统的化合物提取分离方法包括溶剂浸提法、分馏法、吸附法、沉淀及盐析法、升华法、结晶和重结晶、膜分离方法、水蒸气蒸馏法等。近年来新的分离技术日趋成熟，主要运用的有超声提取、分子蒸馏、酶解技术、毛细管电泳、萃取技术、色谱技术等。通过提取分离天然产物得到较纯净的成分后，进一步以药理学方法进行细胞、动物实验，研究和评价化合物活性的高低。当化合物具有高活性时，可以作为先导化合物。抗疟药青蒿素就是以现代天然药物化学方式得到的活性倍半萜过氧化物。

2. 以现有药物作为先导化合物

　　现有的药物中，有些可以进一步优化得到新药。这些药物的选择可以分为以下几种方式。

　　（1）由药物副作用发现先导化合物　　因药物的选择性问题，部分药物在治疗疾病的同时会产生其他生理活性，这类活性即为毒副作用。当一种药物经修饰使其治疗效果被屏蔽，而毒副作用被放大时，毒副作用就成为主要活性，修饰后的药物即成为新药。因此，通过毒副作用可以发现先导化合物。降糖药磺酰脲就是通过磺胺类药物降血糖的副作用而发现改造的。

　　（2）通过药物代谢研究得到先导化合物　　药物在体内通过代谢发挥作用。部分药物经代谢失活或成为毒性物质，部分药物代谢后活化。因此，我们需要选择代谢后有治疗活性的化合物进行研究。这类药物经改造而成为高活性优秀药物的可能性较大。例如，用于类风湿性关节炎、风湿性关节炎及痛风的药物保泰松经体内代谢研究，得到活性更好的羟基保泰松；丙米嗪通过这种方法改造得到抗抑郁效果更好的去甲丙米嗪。

（3）以现有突破性药物作为先导化合物　一些药物在治疗和市场上取得了较大的突破和成功，这类称为原型药物。部分科研单位和医药公司仿照这类药物的化学结构，找出了具有近似甚至更好疗效的药物。

3. 以活性内源性物质作为先导化合物

通过现代医学对人的生理病理做出细致研究，在此基础上可以针对已知生理活动的有关受体或者酶设计。这样的方式称为合理药物设计。通过此方法，我们得到了内源性受体激动剂、抑制剂和内源性神经递质等多种药物。

4. 用组合化学和高通量筛选得到先导化合物

随着科学技术的进步，筛选技术和方法也发生了根本性的改变。近年来，药学工作者在筛选模型方面的技术水平越来越高，分子水平的药物筛选模型也随之进入人们的视野。高通量筛选技术开始被广泛应用于药学研究，提高了寻找和发现先导化合物的水平。当然，这一筛选技术的进步，也提升了人们对化学供试品的需求。据调查，供试化学样品的需求量已呈现数量级的增长，促进了高通量有机合成技术的发展。而组合化学则通过机器代替人，实现了自动化合成。组合化学采用的合成方法为混-分法，理论上一台自动合成仪几天内可以合成上百万个化合物。

（二）先导化合物结构的优化和改造

1. 生物电子等排体与新药设计

生物电子等排原理是指用其他基团替换分子内部的基团，用于替换的基团需要在外层电子总数或电子分布、形状、构象、体积、脂水分配系数中的某一个或多个方面与药物分子的基团近似。取代后的药物的氢键形成能力、化学反应性（包括代谢相似性）等多个重要参数均与原药物近似，但药物效果优于、近于或拮抗原来药物。

利用生物电子等排原理进行药物改造具有诸多优点，包括风险小、成功率高、成本较低等，非常适合现代化合物改造以及新药研发，也是最有实用价值的方式。生物电子等排体改造在新药研究中占有重要地位。利用该原理，药物研发已取得很大成效。

电子等排体研究可分为经典和非经典电子等排体设计。按照氢化物取代的数量规律，经典的生物电子等排体可分为：一价、二价、三价、四价以及环内等价等五种类型。在药效方面，应用经典的电子等排体设计出的新药可能与原药具有较大差别。改造后的新药往往保留、加强、减弱药效，有时也会产生拮抗作用。但当原子替换为元素周期表中同一主族原子时，通常药理作用相同，仅药效强度不同。

非经典的电子等排体既包括经典生物电子等排体以外具有相似或相拮抗生理作用的生物电子等排体，又包括空间效应、电子效应和疏水性等重要参数相近，同时具有相似或相拮抗生理作用的生物电子等排体。因此这类等排体涉及的范围十分广泛。其研究方法包括基团反转等排体的新药设计、解离常数 pK_a 值近似的电子等排体的新药设计等。

2. 前药原理与新药设计

有些药物在临床使用中虽然具备生物活性，但由于首过效应、水溶性、渗透性、系统前代谢以及外排转运器的外排等因素，其生物利用度可能非常有限，诸如作用时间短、化学键不稳定等因素均使其生物利用度下降。前药原理是对这些药物进行结构修饰，修饰后的药物在体外无活性，进入体内后代谢为原药产生药效。修饰后的新药即为前药。前药设计的主要目的是提高药物的生物利用度。与原药相比，前药既减少了原药的缺点，又保持甚至增强了原药的生物活性。在药物类型上，前药属于结构已知而疗效近于或优于现有同类药物的创新药物。

同其他新药设计原理一样，在设计合理的前药分子时，要先研究清楚前药可能导致的药物功效、毒性和组织分布的改变。为此，设计前药分子结构时要着重考虑以下几个方面：①哪些官能团可以进行修饰改造；②引入的修饰基团应该是安全的，在体内能被快速清除，同时需结合实际病情、用药剂量及疗程；③应该充分了解原药和前药的吸收、分布、代谢、排泄等药物代谢动力学特征；④分解副产物可能会导致的原药物理、化学性质及稳定性的改变，以及新生未知的分解副产物；⑤羟基、羧基、氨基、羰基、磷酸盐/磷酸酯等基团是前药设计中常用的官能团。

3. 软药原理与新药设计

软药是具有生物活性的药物，在体内产生预期药理作用后，经过一步代谢，转化为无毒或无药理活性的物质。软药代谢过程可预料并可控，代谢物不在体内蓄积产生继发的毒副反应。软药设计与前药是不同的。前药不具有体内活性，经体内酶促活化后，前药转变为原药才发挥药理作用，之后再经过一系列代谢反应排出体外；而软药具有生物活性，发挥药理作用后仅需一步即代谢分解，且该过程可控。

利用软药设计药物是为了减少体内代谢过程，从而缩短药物在体内停留的时间，避免高毒性反应中间体的形成和积累，减少药物的毒副反应，分离活性和毒性。软药设计有效提高了药物治疗指数，增加了临床用药安全性，目前已成为药物研制的重要方向之一。

三、药剂学

（一）概述

药物剂型是指根据临床需要，将药物加工成的各种便于贮藏和使用的形式。剂型能有效改变药物的代谢吸收，提高药物的治疗效果。不同剂型的制备技术、使用方法和适用范围是不同的。当一种活性化合物改变给药剂型时，药物多种属性会发生变化，包括辅料物质结构、药物的释放机理和方式、药物释放速度、药物承载形式以及给药方式。因此，血药浓度与时间之间的关系和规律会发生明显改变，包括起效时间、药物峰浓度、达到峰浓度的时间等。药物的作用性质可能也会发生变化。如口服药物的化学活性成分经过肝脏首过效应，会有大部分损失；外用膏剂的有效成分需要通过皮肤进入组织，也会有部分损失；而栓剂、注射剂以及舌下给药等方式能有效避免首过效应，使药物直接进入血液循环，提高生物利用度和吸收速率。

药物制剂选择取决于药物的物理化学性质、治疗目的和对人体的安全、有效、准确、稳定性等多种因素。从化学性质考虑，水、甘油、乙醇等是常用的注射溶剂，但部分抗菌药物不溶于这些溶剂，故不能做成注射剂，只能以口服片剂的形式发挥作用。再如，胰岛素作为一种蛋白质，会被胃肠道中的胃蛋白酶水解失活，因此必须做成注射剂。从疾病症状和治疗目的考虑，发挥导泻、利胆作用时，硫酸镁需制成口服制剂，而用于镇静、降压时需要制成注射剂；从用药安全性方面考虑，消炎痛片剂所需活性成分量大，体内毒副作用明显，故需以胶囊剂入药，减少对肠胃的刺激。

（二）制剂类型

药物剂型发展至今经历了 4 个阶段，包括第一代剂型：丸剂、片剂、胶囊和注射剂；第二代，前体药和缓释剂；第三代，速度控制释药剂型；第四代，方向性给药系统。早期使用的第一、第二代药物剂型已经发展完善，具有完备的理论体系，而第三、第四代药物剂型则是近 30 年才发展起来的药物新剂型。现对各剂型做具体说明。

（1）注射剂 是指用于注入人体的无菌药物溶液、乳浊液、混悬液以及供临用前配成溶液或混悬液的药物无菌粉末或浓溶液。注射剂是临床中应用最广泛的剂型。无论注射剂的存储方式是溶液还是粉末，临床使用时均配制成浓度合适的注射液注入人体组织或血液。注射剂通常吸收迅速、起效快，且其耐贮存，存放时间持久；注射剂的缺点在于使用不便、制备复杂。

（2）片剂 是药物与辅料均匀混合后压制而成的片状或异形片状的固体制剂。最常用的片剂是普通的口服片，其他片剂包括含片、舌下片、口腔贴片、咀嚼片、分散片等。片剂具有质量稳定、携带方便、制备简单的优点；缺点在于溶出速度较慢，儿童及昏迷病人不易吞服。

（3）胶囊剂 是指将药物填装于空心胶囊中或密封于弹性软质胶囊中而制成的固体制剂。胶囊壳的材料通常为明胶、甘油等。药物装于空心胶囊者称为硬胶囊；药物密封于弹性软质胶囊者称为软胶囊。胶囊剂的优点在于掩盖药物不良气味、提高药物的稳定性以及生物利用度、控制药物的释放位置和释放时间。

（4）颗粒剂 是将药物与适宜的辅料配合而制成的颗粒状制剂，一般可分为可溶性颗粒剂、混悬型颗粒剂和泡腾性颗粒剂。颗粒剂易溶化，可直接口服或开水冲服。其吸收快、显效迅速、使用方便、易于携带。

（5）栓剂 是指将药物与适宜基质混合，制成的具有一定形状、用于人体腔道内给药的固体制剂。栓剂进入体内后溶化或溶于分泌液，继而释放药物，产生药效。栓剂适用于昏迷、呕吐病人及儿童。

（6）软膏剂 指药物与适宜基质均匀混合制成的具有一定稠度的半固体外用制剂。

软膏剂中的药物通过皮肤进入人体，产生疗效。部分软膏剂还能起到全身性的治疗效果。

（7）气雾剂　是指含药溶液、乳液或混悬液与适宜的抛射剂共同装封于具有特制阀门系统的耐压容器中制成的剂型。使用气雾剂时借助抛射剂的压力将药物呈雾状物喷出，用于空间消毒、肺部吸入。气雾剂可直接喷至腔道黏膜、皮肤。气雾剂能直接作用在治疗部位，对呼吸系统疾病具有不可替代的优势。气雾剂具有可保持清洁、给药准确的特点。

缓释、控释系统是各剂型中采取的药物释放方式。缓释、控释系统一般采用胶囊剂、片剂和混悬剂给药。控释机制和释药模式包括膜控释型、胃内滞留型、渗透泵片、骨架型、水凝胶型等。控释药的优点在于药物释放速度可控，减少或避免了血药浓度的波动，增加血药浓度的稳定性，从而可增强疗效、减少毒副反应、减少用药次数、提高依从性。

现在，研究及临床中使用的靶向制剂大多以单克隆抗体为向导，以微球、微乳、脂质体、脂肪乳为载体。靶向制剂能够选择性地作用于疾病发生部位，提高药物有效浓度，从而提高疗效，降低药物副反应。

（三）药用辅料

药物制剂是由生物活性物质与辅料共同组成的，辅料赋予药物一定剂型。辅料不同的同一药物可能具有不同的生物利用度、起效速度、持续时间等性质。药物的给药途径也随辅料的变化而改变。因此，无论药物选择何种剂型，都少不了各种辅料对其进一步完善。

1. 辅料的性质

辅料在制剂剂型的生产中起着不可或缺的作用，其具备如下特性。

（1）药物辅料帮助制剂定形　例如，片剂为了形成固定且稳定的形状会加入黏合剂和稀释剂，软膏剂、栓剂等制剂为了定型会加入基质。

（2）辅料利于制备过程的进行　例如，为了方便液体制剂中的化合物分散于溶剂体系会加入助溶剂、助悬剂、乳化剂，为了改善药物的物理性质、便于制备会加入助流剂、润滑剂。

（3）稳定剂可以大幅提高药物稳定性　稳定剂包括化学稳定剂、物理稳定剂、生物稳定剂等，常用的有物理稳定剂中的助悬剂、乳化剂以及生物稳定剂中的防腐剂。

（4）辅料帮助其他多种目的实现　辅料能够帮助速释、缓释，提高肠溶性、靶向性、热敏性、生物黏附性等多种目的实现。

2. 药用辅料的选择

药物需要兼具安全、稳定、有效等性质，因此在选择药用辅料时需要从多方面考虑以符合药物要求。辅料选择主要包括以下几点：

（1）无反应活性　辅料通常为惰性物质，不具备与活性物质反应的基团，从而保持药物物理、化学、生物等性质的稳定，保证药物的疗效和质量。

（2）具有合理的性质　辅料在稳定性、配伍禁忌、性能、功能、质量规格等方面需达到使用要求。一方面，辅料不能直接与活性化合物反应；另一方面，辅料的吸湿性、流动性、溶解性、黏度、对药物的相容性等均不能对活性物质造成不良作用。

（3）符合药物的性质　为了实现以上两点要求，必须了解药物自身的性质，包括物理、化学、生物等性质。

（4）工艺不同辅料不同　依据药物制备工艺，选择不同的药物辅料。

（5）符合药物的剂量　根据药物的剂量来配比辅料。辅料过多会降低药物在体内的代谢速度，降低药效；辅料过少则不足以制备成完整剂型，使药物不稳定。用量需满足稳定、方便、成型、有效的最低用量原则。

（6）根据剂型作用不同选择　片剂、胶囊、颗粒剂等不同剂型具有不同的作用，辅料需根据剂型要求和对应作用来选择。

（四）药剂学现状

药物剂型的研发周期短、成本低，是新药研发领域中发展最快的部分。其发展主要通过两方面促进：一是更加现代化的治疗观念促进新剂型的研究；二是制药企业为了抢占市场获取利益、减少专利到期造成的损失、延长药物在市场中的寿命而研发新制剂。自 20 世纪 70 年代以来，释药系统不断更新，其带来的药品销售额也持续增长。据不完全统计，过去几十年中上市的药物新剂型（包括释药系统类型）达到 35 种以上，市场占比超过 20%，销售额达 2200 亿美元。

如今药物的传递技术取得大幅度发展，辅料的数目与日俱增，制药企业和辅料生产企业也开发出新的复合材料和新的辅料物理形态。同时，各科研机构也在不断创新材料理论和实验，以改变药物辅料性质、提高药物效果。为了合理地寻求制剂突破，业内设计人员不仅要对材料的物理、化学性质有细致深入的了解，还要遵循操作规范和法律规程。

第三节　药物的化学基础

一、中药化学成分的主要类型

中药化学成分的提取分离方法根本依据是中药中各种化学成分理化性质的差异。因此，在选择提取分离方法时，必须了解各类中药化学成分的理化性质，我们通常按照化学成分的结构特点进行分类，现简要介绍主要的中药化学成分结构类型。

1. 糖和苷类

糖类在植物中存在最广泛，常占植物干重的 80%～90%。糖类化合物包括单糖、低聚糖和多糖。单糖分子都是带有多个羟基的醛类或酮类，为无色晶体，味甜，有吸湿性，极易溶于水，难溶于乙醇，不溶于乙醚等有机溶剂；常见的单糖有葡萄糖、半乳糖、鼠李糖、木糖、阿拉伯糖等。低聚糖又称寡糖，指含有 2~9 个单糖分子脱水缩合而成的化合物，它们易溶于水，难溶于乙醚等有机溶剂；常见的有蔗糖、芸香糖、麦芽糖等。多聚糖又称多糖，是由 10 个以上的单糖基通过苷键连接而成的一类化合物，一般多糖常由几百甚至几万个单糖组成；多糖一般不溶于水，有的能溶于热水，生成胶体溶液，如纤维素、淀粉、菊糖、茯苓多糖、树胶、黏液质等。

苷类化合物是由糖或糖的衍生物与非糖物质（苷元）通过糖的端基碳原子连接而成的化合物，大多能溶于水，可溶于甲醇、乙醇，难溶于乙醚。苷元大多难溶于水，易溶于有机溶剂。

2. 醌类

醌类化合物是一类具有醌式结构的化学成分，主要分为苯醌、萘醌、菲醌和蒽醌 4 种类型。小分子的苯醌、萘醌多以游离形式存在；天然菲醌分为邻醌和对醌两种类型，从中药丹参根中可得到多种菲醌衍生物。蒽醌类除了以游离形式存在外，还以与糖结合成苷的形式存在。许多中药如大黄、虎杖、何首乌、决明子、芦荟、丹参、紫草中的有效成分都是醌类化合物。在中药中以蒽醌及其衍生物尤为重要。醌类化合物分子中多具有酚羟基，有一定酸性。游离醌类化合物多溶于乙醇、乙醚等有机溶剂，微溶或难溶于水。成苷后，易溶于甲醇、乙醇，可溶于热水。

3. 苯丙素类

苯丙素是一类含有一个或几个 C_6—C_3 单位的天然成分。这类成分有单独存在的，也有以 2 个、3 个、4 个甚至多个单位聚合存在的，母核上常连接有酚羟基、甲氧基、甲基、异戊烯基等助色官能团。常见的香豆素和木脂素属此类化合物。

香豆素为邻羟基桂皮酸内酯，具有苯并 α 吡喃酮母核。香豆素具芳香气味。游离香豆素溶于沸水、甲醇、乙醇和乙醚，香豆素苷类则溶于水、甲醇和乙醇。在碱性溶液中，内酯环水解开环，生成能溶于水的顺邻羟基桂皮酸盐，加酸又环合为原来的内酯。

木脂素是由苯丙素氧化聚合而成的一类化合物，多数呈游离状态，只有少数与糖结合成苷而存在。木脂素分子中具有手性碳，故大多具有光学活性。游离的木脂素亲脂性较强，难溶于水，能溶于三氯甲烷、乙醚等有机溶剂。木质素与糖结合成苷时水溶性增大。

4. 黄酮类

黄酮类化合物是以 2-苯基色原酮为母核而衍生的一类化学成分，具有 C_6—C_3—C_6 的基本碳骨架。天然的黄酮类化合物既可与糖结合成苷，也可以苷元游离形式存在。其母核上常含有羟基、甲氧基、异戊烯氧基等取代基。黄酮类化合物多具有酚羟基，显酸性。游离黄酮类化合物易溶于甲醇、乙醇、乙酸乙酯等有机溶剂和稀碱溶液中。黄酮苷类化合物一般易溶于水、甲醇、乙醇等溶剂中，难溶或不溶于苯、氯仿等有机溶剂中；

糖链越长，水溶性越大。属于黄酮类化合物的花青素类因以离子形式存在，具有盐的通性，故亲水性较强，水溶性较大。

5. 萜类

萜类化合物是指由不同数目的异戊二烯结构单元首尾相连构成骨架的天然产物化合物。根据分子结构中异戊二烯单位的数目，分为单萜、倍半萜、二萜、三萜等。萜类多数是含氧衍生物，常形成醇、醛、酮、羧酸、酯及苷等衍生物。小分子的单萜、倍半萜多具有挥发性，是挥发油的主要成分。二萜和三萜多为结晶性固体。游离萜类化合物亲脂性强，易溶于有机溶剂，难溶于水。含内酯结构的萜类化合物能溶于碱水，酸化后又从水中析出。萜类苷化后亲水性增强，能溶于热水、甲醇、乙醇等极性溶剂。

6. 皂苷类

皂苷类化合物按其皂苷元的不同，大致可分为三萜皂苷和甾体皂苷两大类。

（1）三萜皂苷　三萜皂苷是由三萜类化合物与糖结合而成的。一些常用的中药如人参、黄芪、三七、甘草、桔梗、党参、远志、柴胡等均含有三萜皂苷。三萜皂苷中往往含有羧基而称为酸性皂苷，如甘草皂苷也称为甘草酸。

（2）甾体皂苷　甾体皂苷是由螺甾烷类化合物与糖结合而成的，其中苷元由 27 个碳原子组成，一般不含有羧基，呈中性，故称为中性皂苷，如薯蓣皂苷等。中药麦冬、知母、薯蓣、穿山龙、重楼、薤白、百合、玉竹等均富含甾体皂苷。皂苷类具有显著而广泛的生理活性，如具有改善冠脉循环、缓解心绞痛、改善心肌缺血、降血糖、降胆固醇、抗癌、抗菌、免疫调节等许多生物活性。另外，有些皂苷具有溶血作用。

皂苷类分子较大，多数结合寡糖，所以极性较大，一般可溶于水，易溶于热水、稀醇、含水丁醇或戊醇。

二、中药化学成分在植物体内的存在特点

中药大多来源于自然界的动物与植物，且以植物来源占绝大多数。它们的化学成分非常复杂，这些化学成分在植物体内有如下存在特点。

（一）化学成分种类多样性

中药的化学成分数量繁多，结构复杂。有效成分通常是次生代谢产物，如生物碱、萜类、黄酮、配体类、有机酸、氨基酸和各种苷类化合物等，而中药中主要的化学成分如糖类、脂类、叶绿素、树脂、树胶、鞣质和无机盐等一般认为是无效成分或杂质。中药中复杂的化学成分构成了其多方面临床功效或多种药理作用的物质基础，一种中药往往含有结构、性质不尽相同的多种有效成分。

如中药麻黄中含有麻黄碱、伪麻黄碱等多种生物碱，以及挥发油、鞣质，纤维素、叶绿素、草酸钙等化学成分，其中麻黄碱、伪麻黄碱具平喘、解痉的作用，麻黄挥发油有抗病毒作用，挥发油中的松油醇能降低小鼠体温，具有发汗散寒的作用。因而麻黄

碱、伪麻黄碱、松油醇被认为是麻黄中具有不同药理作用的有效成分，而鞣质、纤维素、叶绿素等一般则被认为是无效成分。又如中药甘草中含有甘草酸等多种皂苷以及黄酮类、淀粉、纤维素、树脂、草酸钙等化学成分，其中甘草酸具有抗炎、抗过敏、治疗胃溃疡的作用，被认为是甘草中的代表性有效成分，而淀粉、树脂、纤维素等则一般认为是无效成分或者杂质。中药中由于存在多种结构和性质都不同的有效成分，且和大量杂质共存，故增加了提取分离的难度。为了得到富集有效成分的部分或直接得到这些有效成分的纯品，尽量除去杂质，必须使用各种提取分离手段，故中药的提取分离过程较为复杂。

（二）化学成分复杂性

1. 中药化学成分数量多

一种中药含有多种结构类型的化学成分，而且每一种结构类型的化学成分的数目也是很多的。一种中药中所含化学成分种类有数十个甚至数百个之多，如石菖蒲挥发油中含有 30 余种化学成分，茶叶挥发油中含有 150 余种化学成分。中药人参中含有三萜、多糖、炔醇、挥发油、甾体、黄酮、氨基酸、多肽、有机酸、微量元素等多类化学成分，仅含有的三萜类化学成分就有人参皂苷 Ro、Ra_1、Ra_2、Rb_1、Rb_2、Rb_3、Rc、Rd、Re、Rf、Rg_1、Rg_2、Rg_3、Rh_1、Rh_2 及 Rh_3 等 30 余种。这些结构和性质都相近的有效成分的分离难度较高，需要较高的分离技巧和细致认真的工作。

2. 中药有效成分含量低

中药化学成分是生物体内的二次代谢产物，其结构复杂、数量繁多，有效成分的含量通常都较低，多则百分之几，少则千万分之几甚至更少。如云南红豆杉中所含的抗癌有效成分紫杉醇主要存在于树皮中，含量仅为 0.01%~0.08%。

（三）化学成分含量可变性

中药中有效成分的数量和含量可因植物器官不同有较大的差异，如槐花、黄柏皮、川芎根茎、马钱子等是含有效成分较多的部位。

有效成分的含量还与植物生长的环境条件（海拔、气温、土质、雨量、光照等）、生长年限、采收季节、加工方法、贮存条件等多种因素有较大的关系。如曼陀罗叶中的有效成分生物碱的含量，可因日光的照射而提高；而毛地黄叶片被日光照射后，其有效成分强心苷的含量反而下降。麻黄在雨季有效成分生物碱含量急剧下降，在干燥季节则上升到最高值。含挥发油的植物，在充足的阳光和气温较高的地带生长时，挥发油含量增高，雨季含油量下降。薄荷在干燥的秋季叶片开始黄时，挥发油中薄荷脑含量最高。麻黄中平喘、发汗的有效成分麻黄碱在春季含量较低，八九月含量最高。因此，提取分离前需要总结前人经验，对各种因素进行分析调研，规范药材的产地、采收时间和加工方法等，保证中药原料质量的有效、稳定。

第二章

医学生物学概述

第一节　医学生物学的研究内容

一、医学生物学的研究内容

　　生物学（biology）是研究生命的科学。它是研究生命的现象和本质，并探讨生物发生和发展规律的一门科学，所以也称生命科学（life science）。

　　生物学是近年来发展最迅速的科学，其研究范围的广泛性、研究方法的先进性、研究方向的多样性，是任何一个学科所不及的。从宏观宇宙对生物体的影响，到微观人类基因组计划中碱基对的破译，无不显示生命科学取得的辉煌成就。而医学生物学正是研究人体生命现象和本质的科学。它的发展是以生物学的发展为基础的，所以说医学生物学是一门与生物学有关的包括基本理论、基本知识和基本实验方法的基础医学学科，其研究内容是生命的基本结构、功能、发生、发展以及探索生命的奥秘，是一名医学生必须学习的最基础的一门课程。

二、生物的基本特征

　　自然界中的物体分为两大类：一类是有生命的物体，称为生物，如花鸟鱼虫、飞禽走兽、人、微生物等。另一类是没有生命的物体，称为非生物，如泥土、水、金属、钟乳石等。生命体具有共同的物质基础和结构基础；都有新陈代谢作用；都有应激性；都有生长、发育和生殖的现象；生物体都有遗传和变异的特性；生物体都能适应一定的环境，也能影响环境。

第二节　细胞生物学概述

一、细胞的基本特征

（一）细胞是一个开放体系

地球上绝大多数生命体，从细菌到植物、动物和人类，都是由细胞组成的。细胞在生物体中具有特殊地位——结构和功能的基本单位。在这个千万生命孕育繁衍的星球上，只有类病毒和病毒属于非细胞组成的生命体，但是病毒和类病毒的代谢和繁衍具有非自主特性，不能独立于细胞之外生存，从进化角度看，细胞是从分子到人类的过程中最重要的状态。细胞生物学以完整细胞的生命活动为着眼点，从分子、亚细胞、细胞核细胞社会的不同水平来阐述生命的这一基本单位的特性。

一方面细胞由细胞膜包裹着，使细胞质尤其是遗传物质与细胞外环境隔离开来；另一方面，细胞的基本特征是新陈代谢，细胞膜的另一个功能是胞内外物质和信息的选择性交流，它承担着物质出入、信息交换以及与细胞外环境联络和识别等作用。细胞与细胞外界的广泛联通，使得细胞与细胞外环境以及其他细胞之间形成了相互作用、相互协调的依存关系，这就是细胞的社会属性。

细胞社会不只是细胞的集合体，它强调的是生物体内细胞之间建立了联络和连接的关系，使不同细胞能够发生协调性活动，最终构成一个统一的多细胞生物体。单细胞生物体的功能有限，随着进化，多细胞生物体出现，突破了单细胞活动的既有方式，细胞的功能大幅度地扩展，细胞之间的协调和整合更加完善。细胞分化导致生物体内细胞分工更加明确，功能更加专一，出现了器官和系统，使机体能够更好地适应复杂的或变化的外部环境。因此，细胞具有独特的属性，一方面它是由界膜包围的、相对封闭的功能单位，能够自我调节和独立生存；另一方面，它又是不断与外界进行物质、能量和信息交换的开放体系。一切生命现象，诸如生长、发育、增殖、分化、遗传、代谢、应激、运动、衰老和死亡等都在细胞的基本属性中得到体现。

（二）细胞是一个自组装和去组装呈现动态平衡的体系

所有的细胞都由水、盐、生物大分子和多种微量有机化合物组成，但这些化学物质并不是随机地或无序地堆砌，而是按照一定规律，分层次地组装成细胞内结构、细胞器和单个细胞。细胞结构的组装是细胞功能的最重要的基础，组装形成的特定复合物，可以是细胞结构基础和功能单位，但也有许多并不是固定结构，而只是在细胞特定的功能活动中临时性组装的产物，如 DNA 转录起始复合物、着丝粒等。

细胞结构的组装常常是自行发生的，称为自组装（self-assembly）。某些细胞内结构组装的指导信息存储在亚基中，其纯化的亚基可以在合适的体内或体外条件下自发组装成最终的结构。例如，细菌核糖体包括 55 种不同的蛋白质分子和 3 种不同的 rRNA，在试管中的合适条件下，它们可以自发形成具有合成蛋白质功能的核糖体。

某些复杂的结构如线粒体、纤毛和肌原纤维等不能自发组装，它们的部分装配信息来自特定的酶和蛋白质，这些因子行使模板功能并引导结构组装，但并不出现在最终的结构中，称为协助组装。

有些多肽链合成后，经过蛋白质的分选，直接组装到预先形成的结构上，称为直接组装，如细胞质膜组分的组装。

细胞结构的组装和去组装常常同时发生，呈现动态平衡，以此维持和更新细胞的结构体系。参与组装的亚基之间的装配和解聚是一个可逆的过程，易于调控，这也有利于避免结构形成过程中的错误。但并非所有生物大分子的组装都是可逆的，某些细胞结构在解聚成相应组分后不能自发组装。

二、细胞的起源和进化

细胞起源的过程实际上就是原始生命发生的过程，因没有办法回到几十亿年前去逐一验证这一过程中发生的关键事件，因此，此过程既复杂又难以研究。但是大自然同时也留下了众多可供探究的线索。目前已知的理论认为，生命进化是通过化学进化实现的。在生命出现以前的远古时代，经历了元素形成（C、H、O、N、P、S、卤素和金属元素）及简单化合物（CH_4、CO_2、H_2O、H_2S、H_3PO_4 等）形成等过程。

（一）细胞起源于无机物质

在 20 世纪 20 年代，奥巴林（A. I. Oparin）和霍尔丹（J. B. S. Haldane）相继提出了生命起源的化学进化观点，早期的地球经过若干亿年的演化，原始大气中主要含有二氧化碳、氮气、氢气及少量的甲烷、氨等，几乎没有氧气，大气层呈还原状态。这些物质在雷电、紫外线和火山爆发等外界因素作用下，形成简单的有机小分子，如氨基酸、核苷酸、糖和脂肪酸。

这一理论在 20 世纪 50 年代，被 S. L. Miller、W. Groth 和 H. Weyssenhoff 等的实验所证实——无机小分子可以自发合成有机小分子（NH_3、CH_4、H_2 和 H_2O 混合，利用放电、紫外线作能源可合成甘氨酸、丙氨酸）。到了 20 世纪 60 年代，随着科学家在外太空的气体云层中发现了越来越多的复杂分子，也可以推断，地球大气层形成的同时，实际上也为有机物的合成提供了良好契机。在随后的年代里，科学家利用同 Miller 类似的实验条件，合成出来几乎全部与生命起源有关的生物小分子。

（二）生物大分子是细胞形成的基础

美国福克斯（F. Fox）试验发现，将各种氨基酸混合，置于 130～180℃下加热 1h，或加入多磷酸后 60℃ 温育较长时间后，多核苷酸也能按照这种方式生成。据此科学家认为，在原始地球上形成的有机小分子经过长期的进化和选择，逐渐聚合成生物大分子。核苷酸之间通过磷酸二酯键相连接，并逐步形成线性多核苷酸，氨基酸之间能够通过肽键相连接形成多肽。生命的设计就是生物大分子核酸和蛋白质的设计，生命的标志就是自然界出现代谢着的核酸和蛋白质。

1. 核酸

核酸是 1869 年 Miescher 从脓细胞中发现的。

（1）核酸的化学组成　核酸分为两类：核糖核酸（RNA）、脱氧核糖核酸（DNA）。

组成核酸的碱基共有 5 种：腺嘌呤（adenine，A）、鸟嘌呤（guanine，G）、胞嘧啶（cytosine，C）、胸腺嘧啶（thymine，T）和尿嘧啶（uracil，U）。

DNA 分子中的戊糖是 D-2-脱氧核糖（即第二位碳原子上没有羟基相连），所以称之为脱氧核糖核酸。而 RNA 分子中的戊糖未脱氧（即第二位碳原子上有羟基相连），所以称为核糖核酸。

碱基与戊糖缩合即成为核苷。根据戊糖的组成不同，核苷又可分为核糖核苷和脱氧核糖核苷。核苷的戊糖羟基与磷酸形成酯键，即成为核苷酸。组成 DNA 的核苷酸共有 4种，即脱氧腺苷酸（dAMP）、脱氧鸟苷酸（dGMP）、脱氧胞苷酸（dCMP）和脱氧胸苷酸（dTMP）；而组成 RNA 的核苷酸则为另外 4 种，它们是腺苷酸（AMP）、鸟苷酸（GMP）、胞苷酸（CMP）和尿苷酸（UMP）。

此外，有时磷酸可同时与核苷上的 2 个羟基形成酯键，这就形成了环化核苷酸 $3',5'$-环腺苷酸（$3',5'$-cyclicadenosine acid，cAMP），同时，与核苷结合的磷酸基团可以是一个，也可以更多，如腺苷三磷酸（adenosine triphosplate，ATP）。

（2）DNA 的结构与功能　组成 DNA 分子的脱氧核苷酸之间是通过磷酸二酯键连接在一起的，磷酸二酯键使上一个核苷酸脱氧核糖 3 位碳上的羟基与后一个核苷酸脱氧核糖第五位碳上的磷酸结合，这样一一相连成为一条长的多核苷酸链。这样的长链必然有两个末端，一个是核糖的 $5'$ 末端，在此末端往往有磷酸相连，因而一般称为 $5'$ 磷酸末端；另一个是核糖的 $3'$ 末端，因其往往是游离羟基，所以也称 $3'$ 羟基末端。

DNA 的一级结构就是指核苷酸在 DNA 分子中的排列顺序。由于 DNA 分子巨大，最小的 DNA 分子也包含了几千个碱基对，分子质量在 10^6u 以上。

1953 年，Watson 和 Crick 提出了著名的 DNA 分子双螺旋结构模型：脱氧核糖与磷酸交替排列构成了 DNA 的主链，每个 DNA 分子由两条这样的主链组成；两条链围绕着同一个中心轴形成螺旋，但走向相反，即一条链中磷酸二酯键连接的核苷酸方向是 $5' \rightarrow 3'$，另一条则是 $3' \rightarrow 5'$，螺旋的直径为 2nm。由于核糖与磷酸是亲水的，碱基是疏水的，因此脱氧核糖与磷酸的连接在螺旋的外侧，而与戊糖相连的碱基处于螺旋的内部。同时，在双螺旋内侧，DNA 两条链中所含的碱基通过氢键形成互补的碱基对（A＝T，C≡G），每一碱基对位于同一平面上，并垂直于螺旋轴。相邻 2 个碱基对之间旋转 36°，沿 DNA 分子长轴方向相距 0.34nm，因此每 10 个碱基对旋转 1 圈（360°），双螺旋的螺距为 3.4nm。

作为遗传信息的携带者，DNA 分子能够转录为 RNA，RNA 翻译为蛋白质；同时，DNA 分子还能够将它所携带的遗传信息精确地复制和传递给后代细胞。此外，作为遗传的物质基础，DNA 分子中的碱基序列改变将对其所决定的蛋白质组成和功能有重要的影响，并可导致多种疾病。

例如，人类的镰刀型细胞贫血症就是因第十一号染色体上决定血红蛋白组成的 DNA 分子的一个小区段发生了单个碱基的改变（A → T），导致血红蛋白组成上的异常变化，从而引起严重疾病。如果 DNA 的某一段碱基序列所决定的蛋白质是一种酶，那么，当该序列的组成发生变化的时候，将造成这种酶结构的改变，继而引起它所催化的代谢过程发生中断或紊乱。苯丙酮尿症是由于缺少苯丙氨酸羟化酶，导致苯丙氨酸无法正常代谢所造成的，而白化病是由于缺乏酪氨酸酶致使黑色素无法正常形成所导致的。

（3）RNA 的结构与功能　与 DNA 相似，RNA 分子也是由一定数量的核苷酸彼此间通过磷酸二酯键相连而成的长链状结构，但与 DNA 相比存在着以下不同：组成 RNA 的 4 种基本核苷酸是腺苷酸（AMP）、鸟苷酸（GMP）、胞苷酸（CMP）和尿苷酸（UMP），在碱基组成中尿嘧啶代替了 DNA 分子中的胸腺嘧啶，而且其中的戊糖为核糖。同时，绝大部分 RNA 分子都是单链，在 RNA 分子的某些区域，有时可通过单链回折进行碱基互补配对，形成局部假双链结构。此外，在哺乳动物中，RNA 的含量要高于 DNA。根据 RNA 分子结构和功能的不同，可将它分为三类，即信使 RNA（mRNA）、转运 RNA（tRNA）和核糖体 RNA（rRNA）。

mRNA 占细胞 RNA 总量的 1%~5%，它的分子大小变异非常大，小到只含有几百个核苷酸，大到由近 2 万个核苷酸组成。mRNA 的结构在原核生物和真核生物中有很大的差别，这里着重介绍真核生物中 mRNA 的结构特点：①5′端有帽子（cap）结构。所谓帽子结构就是在 5′末端的第一个核苷酸都是 7′氮上甲基化的鸟苷酸，而且它是以 5′端三磷酸酯键与第二个核苷酸的 5′端相连，而不是通常的 3′,5′-磷酸二酯键；随后，在第二个核苷酸（有时还包括第三个核苷酸）的第二位羧基上也甲基化，分割形成帽子 0 型、1 型、2 型。帽子结构可保护 mRNA 不被核酸外切酶水解，进入细胞质后可被核糖体小亚基识别并与之结合。②3′端有多聚腺苷酸尾巴（3′-polyadenylate tail），其长度在 20~200 个腺苷酸之间。它的存在主要与 mRNA 寿命有关，可以使 mRNA 保持稳定而不易解聚，并可促使它由细胞核移入细胞质中。

tRNA 占细胞 RNA 总量的 5%~10%，是单链小分子，含有 73~93 个核苷酸，分子质量约为 25000u。它在结构上的特点是：5′端总是磷酸化的，而且往往是 pG，3′端是 CCA 三个碱基，在翻译过程中被激活的氨基酸即连接于此，形成氨酰-tRNA 复合体，运输到核糖体上的 mRNA 特定位点；同时，tRNA 分子中约半数的碱基互相配对形成双螺旋，其二级结构形状类似于三叶草，与 3′，5′端对应的基部环形结构称为反密码环，其中间的 3 个碱基构成了反密码子；反密码子的组成决定了该 tRNA 运输氨基酸的种类。

tRNA 是氨基酸的运输工具，将氨基酸运输到核糖体上，参与蛋白质的合成。

rRNA 占细胞 RNA 总量的 80%~90%。rRNA 分子的大小一般都用沉降系数 S 表示，原核生物中的 rRNA 为 23S、16S 和 5S 三种，而真核生物中的 rRNA 为 28S、18S 和 5.8S 三种。rRNA 一般呈线形，局部也有发夹式的双螺旋结构；rRNA 与蛋白质结合共同组成了核糖体，对其行使正常功能具有重要作用。

2. 蛋白质

蛋白质普遍存在于生物界，是生物体内含量最多的有机成分。作为生命的物质基础，它不仅是细胞、组织的结构成分，而且几乎参与机体的一切生理活动，并在其中起着关键的作用。就人体而言，干重的 45% 是蛋白质，整个生命活动就是在各具独特功能的蛋白质的相互配合下完成的。

（1）蛋白质的化学组成　蛋白质是由几十个至几百个的氨基酸组成的。氨基酸是蛋白质的基本结构单位。虽然自然界有 300 多种氨基酸，但参与组成蛋白质的只有 22 种。每个氨基酸均含有一个氨基（—NH_2）、一个羧基（—COOH）和侧链基团（R 基）。侧链的不同导致了 22 种氨基酸带电性和极性的不同。

蛋白质就是由许多氨基酸残基通过肽键依次缩合而形成的多肽链。肽键就是一个氨基酸的 α-氨基与相邻另一个氨基酸的 α-羧基间脱水后形成的共价键。由两个氨基酸残基缩合而成的化合物称为二肽，当氨基酸残基的数目在 10 个以上时则称为多肽。一般当其数目达到 50~100 个或以上，而且整个分子具有稳定的空间结构时才称其为蛋白质。

（2）蛋白质的分子结构　蛋白质分子的结构相当复杂，可分为一级、二级、三级和四级结构。蛋白质的一级结构指的是多肽链中氨基酸的种类、数目和排列顺序，一级结构本身虽不能直接赋予蛋白质以生理功能，但不同蛋白质的一级结构，决定着蛋白质各自特定的空间结构和功能，它是蛋白质的基本结构。

蛋白质分子的二级结构是指肽主链原子的局部空间排布，是肽链上相邻近氨基酸残基之间主要靠氢键连接形成的局部有规律、重复的有序空间结构。

它包括的基本构象单元有：α 螺旋、β 折叠、β 转角、无规则卷曲和 π 螺旋及 Ω 环等。在此基础上，蛋白质分子或蛋白质亚基中肽链的空间排布构成了蛋白质分子的三级结构，如胰岛素分子即有接近球状的三级结构。蛋白质分子往往由几条多肽链构成，每条具有独立三级结构的多肽链即称为亚基，亚基间再排列组合成蛋白质分子的四级结构，如血红蛋白分子包括 2 个 α 亚基和 2 个 β 亚基。

几千年来，中药一直是人们防病治病的重要武器，过去一直认为动物或植物在生长过程中为了适应环境变化而产生的生物碱、萜类等特殊物质才是中药的有效成分，而像蛋白质这类维持其生长的结构物质是不具药效的。随着科学技术的不断发展，随着人们对客观世界认识的不断深入和变化，人们越来越深刻地认识到普遍存在于中药中的蛋白质成分，有些是具有显著的生物活性和一定的医疗价值的。如天花粉中的天花粉蛋白有抑制绒癌和中期妊娠流产作用，并可治疗恶性葡萄胎；牛黄中的水溶性蛋白质具有收缩平滑肌和降压作用；水蛭中的蛋白质具有抗凝血作用；相思豆毒蛋白对肝癌细胞有一定程度的抑制作用；麝香的抗炎活性成分，也在近年来的实验中被证实其所含的是多肽而不是过去认为的麝香酮。同时，许多酶制剂如胰蛋白酶、菠萝蛋白酶等可治疗炎症、水肿，分解坏死组织等疾患；番木瓜中的木瓜蛋白酶可作驱肠内寄生虫药。

3. 脂类

脂类是脂肪和类脂的总称，是一类不溶于水而易溶于有机溶剂的化合物。它广泛存在于人体内，是生物体的重要组分，是生物体不可缺少的能源物质。

（1）三酰甘油 也称脂肪，是由一分子甘油和三分子脂肪酸组成的酯。

其通式如下：

$$
\begin{array}{l}
CH_2—O—COR_1 \\
\quad | \\
CH—O—COR_2 \\
\quad | \\
CH_2—O—COR_3
\end{array}
$$

R_1、R_2、R_3 代表脂肪酸的羟链，它们可能相同，也可能不同。

（2）类脂 包括磷脂、胆固醇和糖脂等，它们都是构成生物膜的重要物质，约占体重的5%。

4. 糖类

糖类化合物在自然界分布广泛，是一切生物体维持其生命活动所需能量的主要来源，是生物体的基本结构物质之一。近年来，随着研究的深入，糖类化合物在生物体中的广泛作用日益受到了人们的重视。糖类化合物与细胞的生长和分化、细胞识别、细胞与环境之间的相互作用等方面均有着十分密切的关系。

单纯的糖类化合物常按其组分分为单糖、寡糖和多糖。单糖、寡糖或多糖链与蛋白质或脂类共价结合成糖蛋白、糖脂等糖缀合物的过程称为糖基化作用。如果糖类化合物中含有了这些非糖物质，则称其为复合糖类。

生物体内大多数蛋白质都是糖蛋白，糖蛋白是由多肽链和糖链通过糖肽键相连而构成的，其含糖量为1%~85%。例如，酶、人血清白蛋白、多肽激素、膜蛋白等组分中均含有相当比例的糖蛋白。

糖脂是含有糖类残基的脂质，存在于动物体内的主要是鞘糖脂类，是动物细胞膜、内质网膜的重要成分。鞘糖脂分子包括脑苷脂和神经节苷脂两大类。脑苷脂是由神经酰胺与一个葡萄糖或半乳糖连接而成；神经节苷脂是一类结构复杂的糖脂，其分子中含有唾液酸，故为酸性糖脂。

（三）细胞具有共同的起源

地球上存在的生物从其微观结构上来讲，包括前细胞结构、原核细胞和真核细胞。前细胞结构的生物是指具有生命特征的非细胞结构的有机体，它们没有生物膜及细胞器。现今地球上的前细胞结构，如病毒，它们主要由蛋白质外壳包裹核酸而构成，过去一度认为病毒是从非生物到生物的过渡形式，生物大分子首先形成了病毒的结构后，再由此产生原始细胞的结构。但随着对病毒研究的深入，发现许多事实不能用这种观点去解释。例如，病毒专门寄生于细胞内，它们只有在细胞内才能表现出生命现象，脱离细胞后就不能繁殖。因此，病毒的起源不可能先于细胞。病毒的基因组与其宿主的基因组在结构特点上十分相似，有些甚至在核苷酸序列上与宿主基因组的某些区域几乎一致。此外，病毒的结构与细胞内核酸和蛋白质的复合体——核蛋白的结构也有相似之处。所有这些事实使得人们现在比较普遍地认为病毒是由细胞衍生的，是细胞内"逃脱"出来的某些基因及蛋白质的复合体。

现在已有大量的分子生物学和古微生物学方面的事实表明，原核细胞和真核细胞有共同的起源，即有共同的祖先。而且，原核细胞比真核细胞在生物进化史上更早出现。因此，真核细胞是源于远古的原核细胞，因而可以把原核细胞看作是一类比较原始的细胞。但是，原核细胞毕竟已经是一类结构相当精密的细胞，在生命起源过程中它们不可能一下子从非细胞的生命形式演化而成。

支原体可以说是现代最小最简单的细胞。支原体能独立生存，除了可以在细胞中寄生繁殖，还可以在无细胞的培养基中生长繁殖。它们多为球形，比细菌小得多，直径只有 0.1~0.3m，从体积上来说是一般细菌的 1/1000，只相当于一些病毒的大小。支原体细胞的结构极为简单，只具有作为细胞所必需的结构。支原体的外围是细胞膜，其内的细胞质中只有核糖体等亚细胞结构，数目可多达千个。支原体的基因组，为双链 DNA，散布于整个细胞内，没有形成核区或拟核。在这种细胞内，含有 DNA、RNA 和多种蛋白质，包括上百种酶类。尽管支原体很小，但在结构和功能上与其他较为复杂的原核细胞相比不相上下。因此，它们是一类完整的生物体。

根据相关研究，一个现代的细胞要进行独立的生长和繁殖，至少需要 100 种酶。这些生物大分子进行生命活动需要一个直径为 $0.05\mu m$ 的空间，再加上编码这些蛋白质的基因组、合成蛋白质的核糖体以及包围在外面的细胞膜。因此一个完整的细胞的最小直径，在理论上推测应该在 $0.1\mu m$ 左右。最小的支原体的直径刚好是 $0.1\mu m$。因此，可以把其作为原始细胞的一种模型。

作为最原始的细胞，支原体还是太复杂了。根据对现代细胞结构的研究以及对"RNA 世界"基因和基因组起源的认识，可以做一些合理的推测。

"RNA 世界"中产生了能自我复制的生物大分子，开始时这种大分子很可能是裸露的，即原始的生命还处于非细胞时期。此后，这些生物大分子被脂类膜所包围，成为一种拟膜（membrane-like）系统。初期的膜和拟膜系统都是不稳固的，容易破裂，也容易与其他拟膜发生融合。这种不稳定性使得膜内的生物大分子可以继续利用环境中的小分子元件进行自我复制，从而产生更多的类似的拟膜系统。膜的存在能为最原始的"基因"或"基因组"等生物大分子提供一定的保护，但同时又不会把它们与外界完全隔离。这种由脂膜及其包裹的可自我复制的生物大分子组成的膜体系就是最原始细胞的雏形。起初，这种最原始细胞的膜体系中没有蛋白质，因为蛋白质的自发形成比较困难，另外原始生物中 RNA 身兼遗传信息储存、自我复制以及一定的催化功能为一体，使得蛋白质生命的早期蛋白质往往"派不上用场"。这样，只要有原始的膜系统加上"基因"或"基因组"，就足可以形成最原始的细胞。

最原始的细胞进化首先是其内的"基因组"向复杂化和多功能化的发展，所以导致蛋白质生物合成的出现，进一步通过自组装建立起比较完善的膜系统和合成蛋白质的"机器"——核糖体，继而现代细胞系统的雏形方可显露。这种细胞可能类似现代的支原体。再发展下去，通过建立比较完善的能量代谢系统，而且基因组相对集中，形成拟核，就进化为原始的细菌类；如果此时还建立光合作用系统，就进化为原始的光合细菌，即现代蓝藻的祖先。这些原始的原核细胞已有可能留下它们的形态或活动痕迹的地质记录。

（四）原核细胞到真核细胞的演化

原核细胞结构简单，种类很少，当今世界上生存着的细菌、立克次体及支原体等微生物仍属原核细胞。约在 15 亿年之前，由原核细胞又进化到一个更高级的阶段——即具有完整细胞核和含多种细胞器的真核细胞。真核细胞结构复杂、种类繁多，高等动物、植物以及人类均由真核细胞构成。

原核细胞与真核细胞的主要区别是：①从大小来看，原核细胞一般仅有 $1 \sim 10 \mu m$，而真核细胞则为 $10 \sim 100 \mu m$。②从遗传物质的存在方式和分布上看，原核细胞中的 DNA 分子是不与组蛋白结合的环状 DNA，而且就位于细胞质中，无核膜、核仁等构造；但真核细胞中的 DNA 分子是与组蛋白结合在一起的，而且集中于细胞核内，细胞核与细胞质之间以双层核膜为界。③从是否具有胞内膜系统上来看，原核细胞没有胞内膜系统，因而不存在内质网、高尔基体、溶酶体等膜性结构，没有或只有极少的细胞器；而真核细胞中的胞内膜系统非常完善，膜性细胞器丰富而发达；这些膜系统承担着分泌、吸收及生物合成等多种功能。同时，真核细胞的内吞、外吐现象将胞内膜系统与细胞膜相关联。④从非膜性结构上看，原核细胞内没有微管、中心粒等结构，而真核细胞内有细胞骨架系统，这与真核细胞体积大、胞内各种细胞器需要有运动的轨道和桥梁是相适应的。同时，当细胞分裂时，也需要微管等细胞骨架的收缩和牵拉。此外，对另一种非膜性细胞器核糖体来说，虽然原核细胞与真核细胞中都含有这种结构，但其大、小亚基的组分在两种细胞中也是截然不同的。⑤原核细胞中 DNA 的含量少，复制的周期性不明显；而真核细胞中 DNA 的含量极多，大大超过编码细胞中蛋白质所需要的量，大部分 DNA 都是为基因表达担负开启与关闭等作用的"调节"DNA，而且 DNA 是在细胞增殖周期中的一定时期进行复制的。⑥从细胞的繁殖方式上看，原核细胞通过出芽或两分法等方式直接分裂为二，真核细胞则进行复杂的有丝分裂。⑦从蛋白质合成的过程上看，在原核细胞中 DNA 的复制、RNA 的转录和蛋白质的翻译是在同一地点连续进行的；而在真核细胞中，DNA 的复制及 RNA 的转录和加工在细胞核内完成之后，转录出的 mRNA、tRNA 和 rRNA 将从核内移至细胞质中，再进行蛋白质的合成。

第三章

医学分子生物学

第一节　概述

一、医学分子生物学的概念

分子生物学（molecular biology）是在分子水平研究生命现象的科学，以研究生命现象的本质为目的，通过对生物大分子核酸、蛋白质等结构、功能及相互作用等的研究来阐明生命的分子基础，探讨生命的奥秘。

医学分子生物学是利用分子生物学的理论与技术，从分子水平研究疾病的发生、发展机制，疾病的预测与风险评价，疾病的临床诊断与治疗，疾病的预防与控制的科学。目前，分子生物学是生命科学中发展最快的领域，并且与诸多学科有着广泛的交叉与渗透，它是生命科学的前沿学科。

二、医学分子生物学研究内容

医学分子生物学研究的主要内容有：第一是生物大分子的结构与功能及分子间的相互作用。主要研究核酸、蛋白质、酶的结构与功能及蛋白质与蛋白质、核酸与核酸、核酸与蛋白质、核酸与其他生物大分子之间的相互作用。第二是基因与基因组。第三是遗传信息的传递、表达与调控。第四是细胞的增殖与分化，包括癌基因与抑癌基因、肽类生长因子、细胞周期及其调控的分子机制等。第五是细胞通信与细胞内信号传导。第六是分子生物学技术，主要包括分子杂交技术、聚合酶链反应技术、基因工程与蛋白质工程等。第七是基因与疾病。第八是基因诊断与基因治疗。

三、分子生物学的发展史

分子生物学的重大发现，构成了分子生物学的发展历程。尤其是 20 世纪 50 年代，

Watson 和 Crick 提出的 DNA 双螺旋结构，标志着现代分子生物学的兴起，为揭开人类生命现象的本质、探究疾病现象、实现个性化医学奠定了基础。

1944 年，Oswald T. Avery 等进行了肺炎双球菌转化实验，证明了遗传物质是 DNA。

1953 年，Watson 和 Crick 发现了 DNA 的二级结构——双螺旋结构。1954 年，Crick 提出了遗传信息传递的"中心法则"。1958 年，Meselson 和 Stahl 用实验证实了 DNA 半保留复制模型。

1967 年，在大肠埃希菌中发现了 DNA 连接酶。1969 年，Pardue 和 John 等用放射性标记 DNA 或 28S RNA 发明了原位杂交技术（ISH）。

1970 年，R. Yuan 和 H. O. Smith 分离到第一种限制性核酸内切酶。1973 年，Boyer 和 Cohen 建立了 DNA 重组技术。1975 年，Sanger 和 Coulson 创立了测序的加减法，1977 年，引入双脱氧核苷酸，创立了双脱氧末端终止法测序技术。1976 年，Yuet Wai Kan 首先应用液相 DNA 分子杂交技术，成功地进行了 α-地中海贫血的产前诊断。

1980 年，美国 Eli Lily 公司建立了第一个用基因工程生产胰岛素的工厂。1985 年，Mullis 等建立聚合酶链式反应（PCR）技术。1988 年，J. Watson 首次提出人类基因组计划。1989 年，Delong 首次使用荧光标记寡核苷酸探针建立了荧光原位杂交技术。

1990 年，人类基因组计划启动，希望借助先进的 DNA 测序技术和相关基因分析，探明人类基因组全部核苷酸的序列。1991 年，Fodor 提出了 DNA 芯片的概念。1995 年 9 月，英国《自然》杂志发表了人类全基因组物理图。1997 年，英国爱丁堡罗斯林研究所培养出第一只克隆羊"多莉"。1998 年，Fire 等发现 RNA（siRNA 和 miRNA）干扰现象。1999 年，中国正式加入人类基因组计划，负责测定人类基因组计划的 1%。

2000 年 6 月 26 日，第一个人类基因组工作草图公布。2003 年，人类基因组序列图绘制成功。

四、医学分子生物学的应用

（一）分子生物学在疾病研究中的应用

分子生物学的原理和技术可用于人体的发育、分化与衰老，细胞增殖调控，神经、内分泌和免疫调控等方面的研究。基因结构与功能的改变、基因表达调控异常、病原体的基因结构与功能都与疾病的发生和发展有关。对疾病相关基因的研究，不仅可以从分子水平阐明疾病发生、发展的机制，而且能为基因诊断和基因治疗奠定基础。

（二）医学分子生物学在疾病诊断中的应用

分子生物学技术，如 PCR 技术、杂交技术、基因芯片技术等已经在临床疾病检测中广泛应用。在肿瘤基因检测、遗传性疾病的检测、感染性疾病的检测等多个方面，基因诊断正发挥并将继续发挥其独特的优势。应用分子生物学技术，可检查人体某些基因结构或表达调控的变化，或者检测病原体基因组在人体内的存在，从而达到诊断疾病的目的，为疾病治疗奠定基础，如遗传缺陷的产前筛查、新生儿遗传疾病的诊断等。

（三）分子生物学在疾病治疗中的应用

通过特定的分子生物学技术关闭或降低异常表达的基因或者将正常的外源基因导入体内特定的靶细胞以弥补缺陷基因，或将某种特定基因导入体细胞表达以产生特定的蛋白质因子实现对疾病的治疗作用。总体上分为两个大的方面：纠正异常基因（异常表达或缺陷）；利用特定基因在体内表达特定的蛋白质因子以实现对疾病的治疗作用。如 1991 年美国向一患先天性免疫缺陷病［遗传性腺苷脱氨酶（ADA）基因缺陷］的女孩体内导入重组的 *ADA* 基因，获得成功。我国也在 1994 年用导入人凝血因子 *K* 基因的方法成功治疗了乙型血友病的患者。另外，基因检测在临床治疗中起到指导临床用药的作用，如 *HER*2 基因的检测指导临床药物赫赛汀的使用；线粒体 12S rRNA A1555G 和 C1494T 突变可以指导氨基糖苷类药物的使用，携带这两个突变位点的患者禁用此类药物等。

（四）分子生物学在生物制药上的应用

到目前为止，应用分子生物学技术已经生产出多种药物，并广泛应用于临床治疗，如利用基因工程生产的多肽类药物，如人胰岛素、人生长激素、干扰素、红细胞生成素、孕激素、白介素 1~16、集落刺激因子、免疫球蛋白、B 细胞生长因子等；利用基因工程技术制取酶制剂，如尿激酶、链激酶；利用微生物特定性状产生有用物质，如抗生素等；利用重组 DNA 技术和转基因动物、植物技术可以改造病原体或有关蛋白成分，研制各种基因工程疫苗，取代传统疫苗。总之，分子生物学是临床医学发展的方向。分子生物学的深入研究，将进一步推动现代临床医学的发展。

第二节　基因的结构与功能

一、真核基因的结构与功能

真核生物的结构基因含有编码序列和非编码序列，且绝大部分的真核生物结构基因是断裂基因，由编码序列（外显子）和非编码序列（内含子）间隔排列组成。在结构基因两侧，还各有一段侧翼序列，分别称为 5′非翻译区（5′-untranslated region，5′-UTR）和 3′非翻译区（3′-untranslated region，3′-UTR）。在 5′-UTR，通常包含启动子（promoter）、转录起始位点、翻译起始位点。启动子是 RNA 聚合酶识别和结合的位点。在 3′-UTR，包含转录终止位点和翻译终止位点。通常，一些基因还包含增强子序列，多位于结构基因两侧的非翻译区，但也可存在于结构基因内部。

真核生物结构基因的外显子是编码氨基酸多肽链的序列，内含子是非编码序列。不同的基因含有的内含子的数量也有很大差别。如 β 珠蛋白基因有 3 个外显子和 2 个内含子，长度为 1700bp，而假肥大型肌营养不良症的致病基因（*DMD* 基因）则包含 79 个外显子和 78 个内含子，长度达 2300kb，是迄今为止认识的最大的基因。当然，也有些真核生物的基因是没有内含子的，如组蛋白基因。

真核生物结构基因的成熟 mRNA 中，内含子已剪切掉，所有外显子依次连接在一起，成为翻译的模板。为使内含子的剪切过程顺序进行，每个外显子和内含子接头区都有一段 RNA 酶的识别序列，这段序列高度保守，这就是 "GT-AG" 法则，也就是说内含子 5′端都是 GT，3′端的都是 AG。

真核生物的启动子具有较高的同源性，是位于转录起始点上游 100bp 范围左右的一段特定的核苷酸序列，对 DNA 的转录起决定作用。启动子一般包含有 TATA 盒（TATA box，Hogness box）、GC 盒（GC box）和 CAAT 盒（CAAT box）。

二、原核基因的结构与功能

原核生物与真核生物的最大区别在于没有细胞核，相比真核生物的基因，原核生物基因没有内含子，是连续的多顺反子，且重复序列少。很多原核生物的 DNA 为环状结构。原核生物的几个功能相关的结构基因常常共用一个调节区，形成操纵子结构模式。

三、线粒体基因的结构与功能

线粒体拥有自身的遗传体系，含有自己的线粒体 DNA（mtDNA），一般 mtDNA 是裸露的环状双链 DNA 分子。不同物种的线粒体基因大小也不同，可以从十几 kb 到几千 kb。人类的线粒体基因组只有一条双链环状 DNA，含有 16569 个碱基对。双链中的外环富含鸟嘌呤，分子质量较大，称为重链（heavy chain，H 链）；内环富含胞嘧啶，分子质量小，称为轻链（light chain，L 链）。mtDNA 最明显的特点是基因排列紧凑，除了与复制和转录有关的 D 环区（displacement loop）外，其余序列均编码蛋白质。mtDNA 有两个启动子，均位于 D 环，一个是 HSP（heavy strand promoter），一个是 LSP（light strand promoter）。

线粒体的主要功能是进行生物氧化和氧化磷酸化。整个 mtDNA 包含 37 个基因，其中 13 个 mtDNA 基因是与 ATP 合成有关的蛋白质和酶编码的，其余的 22 个基因转录为 tRNA，2 个转录为 rRNA，参与线粒体蛋白质的生物合成。

第三节　医药研究中常用的分子生物学技术

一、 PCR 技术

（一）聚合酶链式反应

1985 年，美国科学家 Mullis 等建立了一种体外基因扩增技术，即聚合酶链反应（polymerase chain reaction，PCR），其原理是基于体内 DNA 的复制。PCR 技术是在体外大量快速合成 DNA 的方法，其反应体系要求，有模板 DNA、DNA 引物、4 种 dNTP（N 为 A、T、G、C）、DNA 聚合酶、缓冲液、Mg^{2+}。经加热变性、退火及延伸 3 个过程，反复进行此过程，经 30 个循环即可在较短时间内将目的基因扩增至百万倍以上。Mullis 等最初采用的 DNA 聚合酶是大肠埃希菌 DNA 聚合酶 I 的克列诺片段（Klenow fragment）。由于克列诺酶（Klenow enzyme）在 90℃ 高温下会变性失活，因此每次 PCR 循环都需要加新的 DNA 聚合酶；而且合成过程中容易发生产物和模板之间的碱基错配，造成 PCR 产物特异性较差。

鉴于以上缺点，使得 PCR 技术在一段时间内没能引起生物医学界的足够重视。1988 年初，Keohanog 改用 T4 DNA 聚合酶进行 PCR 扩增，其扩增的 DNA 片段特异性较高，但每次 PCR 循环后仍需添加新的 DNA 聚合酶，给 PCR 技术操作添加了不少困难。同年，Saiki 等从温泉中生长的一株水生嗜热杆菌（*Thermus aquaticus*）中提取得到了一种耐热的 DNA 聚合酶，称之为 *Taq* DNA 聚合酶（*Taq* DNA Polymerase）。该酶不仅耐高温，在加热时不会变性钝化，而且有效提高了 DNA 扩增片段的特异性和扩增效率。该酶的发现使这项技术变得操作简单、灵敏、结果可靠，为基因的分析与研究提供了一种强有力的手段，对生命科学的研究与发展有着深远的影响。Mullis 本人也因此于 1993 年获得了诺贝尔化学奖。目前，PCR 技术已成为生命科学研究中不可缺少的工具。

1. PCR 基本原理

（1）基本原理　PCR 技术是根据体内 DNA 半保留复制原理设计的一种体外基因扩增技术，类似于体内 DNA 的天然复制过程，是在 DNA 聚合酶的催化下，利用一对人工合成的寡核苷酸引物和 4 种脱氧核苷三磷酸对目标基因进行特异性体外扩增的过程，由模板 DNA 的变性、引物 DNA 与模板 DNA 的结合及引物 DNA 的延伸等 3 个基本反应步骤构成。

①变性：采取加热变性的方式使模板 DNA 双链或经 PCR 扩增形成的 DNA 双链解开成为单链，以便引物能与之结合，为下一反应步骤做准备。

②退火（引物 DNA 与模板 DNA 结合）：当温度降低至适宜温度时，变性后的单链 DNA 与引物 DNA 按照碱基互补配对原则结合在一起。一般退火温度比 DNA 熔解温度

（T_m）值低5℃。

③延伸：DNA 模板-引物结合物在 *Taq* DNA 聚合酶的作用下，以 4 种 dNTP 为反应原料，靶序列为模板，按碱基互补配对的原则，沿 5′→ 3′方向合成与模板 DNA 链互补的 DNA 新链。延伸温度为 72℃，延伸时间一般为 1~2min。

变性、退火，延伸上述 3 个反应步骤为一个循环，每一个循环所产生的 DNA 均能作为下一次循环的反应模板，如此反复进行，使 PCR 产物呈 2^n 的指数倍数增长（n 为循环次数）。经过 25~35 个循环，理论上可使基因扩增 10^9 倍以上。但实际操作中 DNA 扩增平均效率往往达不到理论值。反应初期，目标 DNA 片段呈指数倍数扩增，随着 PCR 产物的逐渐增加，目标 DNA 片段不再呈指数倍数增加，而进入线性增长期或静止期，即出现平台效应。

（2）PCR 技术的特点

①特异性强：PCR 反应的特异性取决于多种因素，包括引物与模板的正确结合、目的基因的特异性和保守性、*Taq* DNA 聚合酶合成反应的可靠性等，其中引物与模板的正确结合是关键。

②灵敏度高：PCR 产物的量以指数倍数扩增，能将皮克（pg）量级的目的 DNA 模板扩增到微克（μg）级。

③操作简便、快速：PCR 反应只需一次性将反应体系所需的各种组分加好，即可进行反应，仅需 2~4h 即可完成。

④产物分析方法简便、快速、准确：扩增产物的分析方法一般采用电泳技术，简单、快速、准确，且无放射性污染。

⑤PCR 样本要求低：PCR 扩增技术对样本 DNA 的纯度要求低，可直接用血液、细胞、活组织等粗制 DNA 样本进行扩增，也可在细胞涂片或组织切片上直接进行 DNA 扩增。

2. PCR 反应体系

PCR 体系的主要成分有模板、引物、dNTP、*Taq* DNA 聚合酶、Mg^{2+} 和缓冲液等。标准的 PCR 反应体系见表 3-1。

表 3-1　　　　　　　　　　标准的 PCR 反应体系

组分	体积
10×扩增缓冲液	5.0μL
dNTPs（2.5mmol/L）	16μL（每种各 4.0μL）
上游引物（25μmol/L）	1.0μL
下游引物（25μmol/L）	1.0μL
模板 DNA	0.1~1μg

续表

组分	体积
Taq DNA 聚合酶	$1 \sim 2.5U$
$MgCl_2$（25mmol/L）	$3.0\mu L$
双蒸水（dH_2O）或三蒸水（ddH_2O）	加至 $50\mu L$
反应体系总量	$50\mu L$

上述反应体系各组分加好后，设定 PCR 反应条件，进行 PCR 反应扩增。反应体系中各组分作用介绍如下。

（1）模板　PCR 反应的模板（template）是待扩增的 DNA 片段。若要扩增 RNA 链，需先将 RNA 反转录为 cDNA 后，方可作为 PCR 模板。PCR 反应的模板 DNA 来源广泛，可以从各种组织细胞、培养细胞、寄生虫、微生物、临床标本（血液、尿液、精液、粪便、唾液等）、病理解剖标本（新鲜组织、石蜡包埋组织块等）、法医学标本（血斑、精斑、毛发）及考古标本中提取。模板 DNA 的数量与纯化程度，是 PCR 扩增能否成功的关键环节之一。

理论上 PCR 仅需 1 个拷贝的模板量即可进行反应，实际操作中为了保证扩增效率，需较高的模板量，一般为 $10^2 \sim 10^5$ 个拷贝模板 DNA。在以哺乳动物基因组 DNA 为模板时，通常每次 PCR 最多取 $1\mu g$ DNA 模板。样本 DNA 需经纯化以去除杂质，如蛋白酶、核酸酶、DNA 聚合酶抑制剂以及能结合 DNA 的蛋白质等。

常用的 DNA 纯化方法通常采用十二烷基磺酸钠（SDS）和蛋白酶 K（proteinase K）消化处理标本，SDS 能溶解细胞膜上的脂类与蛋白质，解离核蛋白，并能与蛋白质结合而沉淀；蛋白酶 K 能水解蛋白质，特别是与 DNA 结合的组蛋白。所得的粗制 DNA 用酚、氯仿抽提纯化，去除蛋白质和其他细胞组分，再用乙醇或异丙醇沉淀核酸，获得的核酸即可作为 PCR 模板。另外，PCR 扩增也可直接在细胞涂片或组织切片上进行，不需要目的 DNA 的提取纯化。

（2）引物　PCR 引物（primer）其中一条是与待扩增目的 DNA 序列 3′端互补的脱氧寡核苷酸片段，另一条是与目的 DNA 5′端序列一致的脱氧寡核苷酸片段。引物是决定 PCR 反应特异性的关键因素，因此引物的设计在 PCR 扩增技术中显得非常重要。

目前引物设计的软件有很多，如 Primer Premier 6.0、Oligo 7.36、DNAstar、DNAsis、Omiga 等，设计结果是否合理可用软件进行核定。另外，引物的用量多以 $0.1 \sim 0.5\mu mol/L$ 为宜，浓度过高会引起非特异性扩增，产生引物二聚体，浓度过低又会降低 PCR 产率。

（3）DNA 聚合酶　*Taq* DNA 聚合酶的作用是在模板的指导下，以 4 种 dNTP 为原料，在引物 3-OH 末端加上脱氧单核苷酸，形成 3′,5′-磷酸二酯键，使 DNA 链沿着 5′→3′方向延伸，催化 DNA 合成。

目前主要有两种 *Taq* DNA 聚合酶，一种是从水生嗜热菌中提纯的天然酶，另一种为大肠埃希菌合成的基因工程酶。最常用的 *Taq* DNA 聚合酶是提取得到的天然酶，该酶耐高温，在 70、93、95℃条件下反应 2h 后，其残留活性分别为原来的 90%、60% 和 40%。同时，该酶的延伸效率也较高，70℃时延伸速率可达到每秒 60 个核苷酸以上，*Taq* DNA 聚合酶的最适反应温度为 72℃，所以 PCR 延伸过程所采用的温度为 72℃。

但由于 *Taq* DNA 聚合酶缺乏 $3' \rightarrow 5'$ 外切酶活性，缺乏校正功能，因此在复制新链的过程中会发生碱基错配。一般以为，*Taq* DNA 聚合酶在每次循环中产生的移码突变率为 1/30000，碱基替换率为 1/8000，可见扩增的 DNA 片段越长，错配的概率越高。而基因工程 *Taq* DNA 聚合酶，如重组 *Taq* DNA 聚合酶（r*Taq* DNA 聚合酶）、修饰 *Taq* DNA 聚合酶、*Tth* DNA 聚合酶、*Vent* DNA 聚合酶、*Pfu* DNA 聚合酶等，它们的热稳定性和保真性比天然 *Taq* DNA 聚合酶有所改善，大大降低了碱基错配率。

典型的 PCR 反应所需的最适酶量一般为 1~2.5U（指总反应体积为 50~100μL 时）。酶量过多可引起非特异性扩增，过少则合成效率较低。

（4）三磷酸脱氧核苷酸　PCR 反应的合成原料是 dATP、dCTP、dGTP 和 dTTP 4 种三磷酸脱氧核苷酸。dNTPs 的质量与浓度和 PCR 扩增效率密切相关。一般情况下应小量分装，−20℃冰冻保存，避免多次冻融，否则会使 dNTPs 降解。浓度过高能加快反应速度，同时会降低反应的特异性，浓度过低又会降低产量。反应体系中，dNTPs 的常用浓度为 50~200μmol/L，尤其应注意 4 种 dNTP 的浓度要相等（等物质的量配制），其中任何一种浓度偏高或偏低都会引起错配。此外，dNTPs 能络合 Mg^{2+} 使游离的 Mg^{2+} 浓度降低，当 PCR 反应需要高浓度的 dNTPs 时，应在反应体系中适量增加 Mg^{2+} 浓度。

（5）Mg^{2+}　所有的 *Taq* DNA 聚合酶的活性都需要 Mg^{2+}，Mg^{2+} 对 PCR 扩增的特异性和产量均有显著影响。在一般的 PCR 反应中，各种 dNTP 浓度为 200μmol/L 时，Mg^{2+} 浓度以 1.5~2.0mmol/L 为宜。Mg^{2+} 浓度过高，反应特异性降低，出现非特异性扩增；Mg^{2+} 浓度过低则会降低 *Taq* DNA 聚合酶的活性，使反应产物减少。

（6）PCR 缓冲液　PCR 反应缓冲液提供了 PCR 反应所需的酸碱度和某些离子浓度。PCR 反应缓冲液中含有 KCl、*Taq* DNA、聚合酶保护剂［如小牛血清白蛋白（100μg/mL）］等。一般商品出售的各种 *Taq* DNA 聚合酶都带有自己特定的缓冲液。目前，最常用的缓冲液是 10~50mmol/L Tris-HCl（pH 8.3~8.8，20℃）。在扩增过程中，当温度升至 72℃时，反应体系的 pH 保持在 7.2 左右，从而使 *Taq* DNA 聚合酶具有较高的催化活性。

3. PCR 反应条件

PCR 反应条件，主要包括反应温度、反应时间和循环次数的设定。

（1）PCR 变性条件的设定　模板 DNA 的变性温度取决于 PCR 反应中 DNA 的解链温度。变性温度低，模板 DNA 解链不完全，从而导致 PCR 失败；变性温度过高或时间过长，因温度环境对酶的活性有影响，会导致 *Taq* DNA 聚合酶活性降低，从而影响 PCR 扩增效果。实验证明，模板 DNA 于 94℃环境下只需几秒钟即可解链，因此，在一般情况下，93~94℃保温 1min 可满足实验要求，能使模板 DNA 充分变性。对于富含 GC 的序列可适当提高变性温度，并在可能的范围内应尽量缩短变性时间。如果变性温度低于 93℃，则可适当延长变性时间。

一般情况下，首轮 PCR 循环的变性时间设定为 5~10min，使 DNA 完全解链成为单链，从第二轮 PCR 循环开始至结束，变性的时间为 30~60s。

（2）PCR 退火条件的设定　引物的退火温度和时间取决于引物的碱基组成、长度、浓度、与模板的匹配程度及目标 DNA 序列的长度等。退火温度是影响 PCR 特异性与产量的重要因素。高的退火温度可减少引物与模板 DNA 的非特异性结合，提高 PCR 反应的特异性。但退火温度过高还会影响引物与模板 DNA 结合的牢固程度，导致扩增效率下降。关于引物的退火温度的选择，可参考以下公式：

$$T_m \text{值} = 4（G+C）+2（A+T）$$
$$\text{退火温度} = T_m \text{值} -（5~10℃）$$

退火时间一般仅需 30~60s 即可完成，而通常设置的时间为 1min 左右，剩余的反应时间主要是使反应体系达到合适的温度，从而使引物与模板完全结合。退火时间并不是关键的因素，但也应加以控制。退火时间过短，会导致延伸失败；退火时间过长，会增加引物 DNA 与模板 DNA 间的非特异性结合。

（3）PCR 延伸条件的设定　引物的延伸温度一般选择在 70~75℃，通常在 72℃下进行，此温度为 Taq DNA 聚合酶的最适反应温度。引物的延伸反应时间取决于目的 DNA 序列的长度和浓度。一般情况下，1kb 以内的 DNA 片段采用 1min 的延伸时间即可满足试验要求，对于长度为 1kb 以上的 DNA 片段，可根据片段长度适当延长时间，如 3~4kb 的 DNA 序列需 3~4min，10kb 的 DNA 序列则需 15min。另外，对于低浓度的目的序列，也可适当增加延伸时间。在末次循环后，样品仍需于 72℃继续延伸 5~10min，以获得尽可能完整的 PCR 产物。

（4）PCR 循环次数的设定　PCR 的循环次数决定 PCR 的扩增程度。循环次数主要取决于模板 DNA 浓度。通常 PCR 一般采用 30 个循环左右。循环次数过多会出现 PCR 反应的"平台效应"的出现；扩增后期，因产物积累、引物和 dNTPs 消耗殆尽及酶活性降低等原因，产物不再随循环次数增加而呈指数倍数增长。循环次数太少则会降低产率。一般在保证有足够产物生成的前提下，应尽量减少循环次数。

4. PCR 扩增产物的分析

PCR 结果需要经过严格的分析与鉴定，方可判断 PCR 结果是否准确可靠。可根据研究对象和目的的不同来选择不同的分析方法。

（1）PCR 产物的电泳分析法

①琼脂糖凝胶电泳法（agarose gel electrophoresis）：琼脂糖凝胶电泳法是最常用和简便的 PCR 产物检测方法。该法能对 PCR 产物的长度和含量进行粗略鉴定。琼脂糖的浓度依据 DNA 产物片段的大小进行选择，其浓度与分离线性 DNA 的有效范围见表 3-2。检测通常使用的琼脂糖凝胶浓度为 1%~2%。一般情况下，先在电泳缓冲液或凝胶中加

入 1%溴化乙锭（ethidium bromide，EB），将制备的琼脂糖凝胶放入电泳槽中，加入适量待测样品，同时用分子质量标准品作为对照。在电泳过程中，凝胶中的 EB 将嵌入 DNA 分子中，紫外灯下 EB 释放红橙色荧光，电泳结束后在紫外灯下观察结果。因 EB 可与双链 DNA 结合形成复合物，故荧光强度与 DNA 含量成正比。

表 3-2　　　　　　　　琼脂糖浓度与分离线性 DNA 的有效范围

琼脂糖含量/%	分离线性 DNA 的有效范围/kb
0.5	1~30
0.7	0.8~12
1.0	0.5~10
1.2	0.4~7
1.5	0.2~3
2.1	0.1~2

②聚丙烯酰胺凝胶电泳法（polyacrylamide gel electrophoresis，PAGE）：聚丙烯酰胺凝胶电泳法也是常见的 PCR 结果分析方法，它是以单体丙烯酰胺和 N，N'-甲叉双丙烯酰胺聚合交联而成的聚丙烯酰胺凝胶为支持物。

该凝胶呈三维网状结构，机械强度好，pH 和温度变化对其影响小，化学性质稳定且没有吸附作用，同时该凝胶具有分子筛作用，是一种较好的电泳介质。

PAGE 较适合分离长度小于 2kb 的 DNA 或 RNA 片段，其浓度与分离的线性 DNA 分子的有效范围见表 3-3。与琼脂糖凝胶电泳相比，PAGE 分辨力高，长度仅相差 1bp 的 DNA 分子即可分开。上样量远小于琼脂糖凝胶电泳，回收的 DNA 纯度高，采用银染色 DNA 或 RNA 灵敏度高，比琼脂糖凝胶电泳中 EB 染色法高 2~5 倍，而且避免了 EB 易褪色的弱点。

表 3-3　　聚丙烯酰胺凝胶浓度与分离线性 DNA 分子的有效范围

聚丙烯酰胺浓度/%	有效分离范围/bp	溴酚蓝位置/bp	二甲苯蓝位置/bp
3.5	1000~2000	100	460
5.0	80~500	65	260
8.0	60~400	45	100
12.0	40~200	20	70
15.0	25~150	15	60
20.0	5~100	12	45

另外，PCR 产物的分析还常采用限制性片段长度多态性分析法、单链构象多态性分

析法、等位基因特异性寡核苷酸分析法等。

（2）PCR 产物的测序分析　　PCR 产物测序是检测产物特异性的最可靠方法，分直接测序和产物经克隆后测序两种方式。DNA 直接测序是指直接分析不经分离的 PCR 产物，PCR 产物经克隆后测序是将产物克隆后连接载体后再测序。测序常用的方法为双脱氧核苷酸末端终止法和化学裂解法。

5. PCR 技术的应用

PCR 技术具有操作简单、快速、灵敏度高等特点，已被广泛应用于临床医学、遗传咨询、司法鉴定及分子生物学研究等各个领域，其主要的用途集中于以下几个方面。

（1）基因结构与功能的研究　　PCR 技术能够快速、灵敏地放大被检测的目的基因，可用于鉴定基因缺失、突变、易位等基因结构异常。PCR 技术可人工引入 DNA 突变，用于基因结构与基因功能的研究。在基因工程研究领域，PCR 技术主要用于获取目的基因。在人类基因组工程的研究中，PCR 技术可用于遗传图谱和表达图谱的构建。

（2）临床疾病的诊断　　目前，PCR 技术已广泛地用于单基因遗传病的基因分析、产前诊断、病毒基因入侵、癌基因与抑癌基因突变的临床分析等方面。PCR 如能与分子杂交技术结合使用，则可进一步提高检测的灵敏度和准确性。对获得的产物进行测序分析后，可准确知道变异基因的存在、变异的位点和变异序列。

（3）在法医学上的应用　　在法医学上，PCR 技术可用于个体识别、亲缘鉴定及犯罪现场标本分析。常采用的技术有聚合酶链式反应-限制性片段长度多态性分析法（PCR-RFLP）、DNA 遗传指纹、聚合酶链式反应-等位基因特异寡核苷酸探针杂交法（PCR-ASO）、聚合酶链式反应-可变数目串联重复序列法（PCR-VNTR）、聚合酶链式反应-单链构象多态性分析法（PCR-SSCP）和线粒体 DNA 测序等。

（二）　PCR 衍生技术

随着 PCR 技术的广泛应用，其也不断得到发展，形成了许多不同的 PCR 衍生技术，形成了一系列适合不同目的的特殊方法。下面介绍几种比较常见的 PCR 衍生技术。

1. 反转录 PCR

反转录 PCR（reverse transcription polymerase chain reaction，RT-PCR）是以细胞内总 RNA 或 mRNA 为模板，联合反转录反应与 PCR 进行的体外扩增技术。该技术首先用反转录酶将 RNA 进行反转录，生成与之互补的 cDNA，然后以 cDNA 作为模板进行 PCR 扩增，得到所需要的目的基因片段，可用于检测 RNA 病毒、细胞因子 mRNA 等。

常用的反转录酶有两种：一种是禽类成髓细胞性白血病病毒（AMV）反转录酶（最适反应温度为 42 ℃），另一种是莫罗尼鼠类白血病病毒（Mo-MLV）反转录酶（最适反应温度为 37 ℃）。

反转录引物主要有 3 种：第一种是随机引物，是人工合成的随机序列六核苷酸混合物。第二种是 Oligo（dT），只适合于 3′端带有 poly A 尾的 mRNA。第三种是特异性引物（gene specific primer，GSP），只适合于反转录目的的 RNA 序列。反转录 PCR 技术主要有两种方法。

（1）两步法　反转录 PCR 两步法包括两大步骤，第一步是反转录，在反转录酶和反转录引物的作用下合成与 mRNA 互补的 cDNA 链；第二步是以合成的 cDNA 链为模板进行 PCR 扩增。首先加热使 cDNA 与 RNA 链解离，然后与反转录引物退火，并由 DNA 聚合酶催化引物延伸，生成双链目的 DNA，最后扩增目的 DNA。两步法的效率高，并且制备的 cDNA 可长期保存，适用于分析 mRNA 的表达量。

（2）一步法　一步法 RT-PCR（one-step RT-PCR）是近年来报道的，即在同一反应体系中直接加入反转录酶、反转录引物、Taq DNA 聚合酶、引物、dNTPs、Mg^{2+} 和缓冲液直接进行 RNA 反转录和 PCR 扩增，将两步法的两大步骤合并为一步。该方法操作简单、污染概率低，适合病毒、病原菌的检测。

反转录 PCR 对 RNA 样品要求较为严格，不仅要求 RNA 样品的完整性，而且要求为纯 RNA，即 RNA 样品中不能有 DNA、蛋白质和其他杂质。

2. 原位 PCR

原位 PCR（in situ PCR）是在组织切片或细胞涂片上直接进行特定 DNA 或 RNA 序列扩增的 PCR 技术。

（1）原位 PCR 的基本方法如下：①固定组织或细胞，将组织或细胞用合适的固定剂（如中性甲醛）固定在玻片上，再灭活除去细胞内源性过氧化物酶。②蛋白酶消化处理，用蛋白酶将固定好的组织或细胞进行通透处理，然后高温灭活蛋白酶。③PCR 扩增，在载体上进行 PCR 循环扩增。④PCR 扩增结束后进行产物分析。⑤用显微镜观察结果。

（2）原位 PCR 的检测有两种方法

①直接法：使用标记过的（放射性核素、生物素、荧光素等）核苷酸或引物进行 PCR 扩增，标记的核苷酸或引物会随着扩增的进行掺入 PCR 产物中，采用放射自显影、免疫组化或荧光法检测 PCR 产物及其在细胞内的位置。该法操作简单，但需注意假阳性结果。

②间接法：先进行细胞内目的 DNA 的原位扩增，之后用标记的核酸探针进行核酸分子原位杂交。该法步骤相对较多，但特异性强、结果可靠。

3. 实时荧光定量 PCR

实时荧光定量 PCR（quantitative real-time PCR）是由美国 Applied Biosystems 公司于 1996 年推出的一项 PCR 技术。与常规 PCR 相比，实时荧光定量 PCR 实现了 PCR 从定性到定量的飞跃，而且具有操作方便、快速、高效、特异性更强、结果稳定可靠、自动化程度高等优点。

（1）实时荧光定量 PCR 原理　实时荧光定量 PCR 的原理是在 PCR 反应体系中加入荧光基团，利用荧光信号累积实时监测 PCR 进程，由于基团发射出的荧光信号强度与 DNA 产量成正比，监测 PCR 过程中荧光信号强度便可实现对起始模板进行定量及定性的分析。

实时荧光定量 PCR 扩增时每个循环都会有荧光释放，其对应的荧光强度会形成 S

形扩增曲线，该曲线分为基线期、指数期、线性期和平台期。PCR 产物量的检测应在 PCR 反应扩增曲线的指数期的某一点进行，该 PCR 技术常用于起始模板量的检测，因此多用于基因表达的检测。

实时荧光定量 PCR 中有两个重要的参数，即荧光阈值和 Ct 值。荧光阈值一般以 PCR 反应的前 15 个循环的荧光信号作为荧光本底信号，荧光阈值的默认值通常设置为 3~15 个循环的荧光信号的标准偏差的 10 倍，即荧光阈值 $= 10 \cdot SD_{cycle3 \sim 15}$。如果检测到荧光信号超过阈值就被认为是真正的信号，它可用于定义样本的阈值循环数（Ct 值）。该 Ct 值为每个反应管内的荧光信号到达设定的阈值时所经历的循环数，其中 C 代表循环数（cycle），t 代表荧光阈值（threshold）。研究表明，每个模板的 Ct 值与该模板的起始拷贝数的对数存在线性关系，起始拷贝数越多，Ct 值越小。利用已知起始拷贝数的标准品可制作标准曲线，因此，只要获得未知样品的 Ct 值，即可从标准曲线上计算出该样品的拷贝数。

（2）实时荧光定量 PCR 荧光物质　实时荧光定量 PCR 所使用的荧光化学物质一般有两种：荧光染料与荧光探针。常用的荧光染料是 SYBR greenⅠ，常用的荧光探针为 Taqman 探针和分子信标。

（3）实时荧光定量 PCR 的应用　实时荧光定量 PCR 主要应用于以下几个方面：①定量分析核酸，主要用于病原微生物含量的检测，包括对淋球菌、沙眼衣原体、解脲支原体、人乳头状瘤病毒、单纯疱疹病毒、肝炎病毒、结核分枝杆菌、人巨细胞病毒等进行定量测定，还可用于转基因动植物基因拷贝数的检测、RNA 干扰（RNAi）基因失活率的检测等。②分析基因表达差异，实时荧光定量 PCR 不但能有效地检测到特定基因的表达量，还可用于检测特定基因在不同条件下的表达差异，确证 cDNA 芯片或差显结果等。③检测碱基的甲基化，常用 Taqman 探针来区分甲基化和非甲基化 DNA。④检测单核苷酸多态性（SNP），实时荧光定量 PCR 能够快速、准确测定 SNP，这对于研究个体对不同疾病的易感性或者个体对特定药物的不同反应有着重要意义。

4. 锚定 PCR

锚定 PCR（anchored PCR，A-PCR）常用于扩增一端序列已知，另一端序列未知的目的 DNA 或者 RNA 片段，主要用于扩增具有可变末端的 DNA 序列或者 mRNA 序列。

具体的操作流程如下：①分离获取基因组总 RNA 或 mRNA，在反转录酶的作用下生成互补的 cDNA。②在 cDNA 的 3′末端加上一个 poly G（Oligo dG）尾巴，然后分别用多聚 dC 和已知的序列作为引物进行 PCR 扩增，获取目的片段。如对人外周血 T 淋巴细胞受体 α 链的 mRNA 的多变性分析，先合成 cDNA，并用末端脱氧核苷酸转移酶在其 3′可变区末端加上一个 poly G 尾巴。带有 poly C 尾巴的引物是一个固定点，它可以与 poly G 尾巴结合，无论其余部分序列如何，只识别片段末端，利用此法可检出多种不同序列，每一种序列都是独特的，表明 A-PCR 不对任何特殊序列有倾向性结果，可用于 T 细胞、肿瘤及其他部位抗体基因的研究。

5. 差异展示 PCR

差异展示 PCR（differential display-PCR，DD-PCR）是 1992 年由哈佛大学的 Liang 和 Pardee 发明的筛选和克隆差异性表达基因的方法，可在较短的时间内得到目的基因的克隆。

差异展示 PCR 技术的原理是利用不同来源的细胞或不同状态的同种细胞作为研究对象，分别提取总 RNA，以 Oligo dT 作为引物，将 mRNA 反转录成 cDNA，然后利用 5′端的随机引物（一般 9~10 个碱基）和 3′端的 Oligo dT 引物以及含有 ^{35}S 标记的 dNTP 进行 PCR 扩增。聚丙烯酰胺凝胶电泳分离 PCR 产物，凝胶进行放射自显影后，在 X 光片上就可以展示出不同的 DNA 片段，强度不同的条带反映了基因表达的不同程度，该技术在研究肿瘤和疾病相关基因方面得到了广泛应用。

除上述介绍的几种 PCR 衍生技术外，还有其他多种 PCR 衍生技术，如巢式 PCR、多重 PCR、重组 PCR、不对称 PCR、降落 PCR、长距离 PCR、免疫 PCR、标记 PCR、捕捉 PCR、等位基因特异性 PCR 等。

二、杂交与芯片技术

（一）杂交的基本概念

杂交（hybridization）是指不同来源的单链核酸根据碱基互补配对原则，在适当的条件下形成杂化双链的过程。利用核酸杂交检测目的核酸的方法称为核酸分子杂交技术，该技术是定性或定量检测靶 DNA 或靶 RNA 的有力工具。为区分杂交体和单链核酸分子，通常需要对参与杂交反应的寡核苷酸分子进行标记，这段被标记的寡核苷酸称为探针。探针能与靶核酸序列互补，可在适当条件下，通过碱基互补配对的方式与靶核酸序列杂交，反应结束后可根据标记信号判断靶核酸序列的位置和含量。

1. 核酸分子杂交

核酸杂交是基于核酸变性和复性的特性建立的。变性 DNA 的两条互补链在适当条件下可恢复为天然的双螺旋构象，是因为两条链之间存在碱基配对关系。因此，如果将不同种类的单链 DNA 分子或 RNA 分子放在一定条件下的同一溶液中，只要两条单链核酸分子之间存在一定程度的碱基互补配对，就有可能形成杂化双链（heteroduplex）。

我们把不同来源的单链核酸形成双链的过程称为核酸分子杂交。这种杂化双链可以是不同的 DNA 和 DNA 单链之间形成，也可以是 RNA 和 RNA 单链分子间形成，甚至是 DNA 单链分子和 RNA 单链分子之间形成。

核酸分子杂交技术是将来源不同的核酸片段，按照碱基互补配对规律形成异源双链，对 DNA 或 RNA 进行定性或定量分析的一项技术。利用核酸杂交技术，可以研究不同物种或个体 DNA 之间的亲缘关系，发现靶基因的缺失或突变，通过标记信号的强度测定某种遗传信息量的多少，证明某种疾病（如肿瘤）是否与某种基因（如病毒基因）

有关等。核酸分子杂交技术基本过程主要包括核酸分子探针的选择、探针的制备与标记、核酸分子杂交、杂交结果分析 4 个过程。制备标记合适的探针是核酸分子杂交技术成功的关键。

2. 探针的类型

探针指的是一段带有检测标记的与目的 DNA 或目的 RNA 特异互补的已知核苷酸序列。根据制备方法及核酸性质的不同，探针可分为基因组寡核苷酸探针、基因组 DNA 探针、cDNA 探针、RNA 探针四大类。

（1）寡核苷酸探针　由使用者自行设计合成，长度一般为 15~30bp。

优点是：①制备方便，可根据需要自行设计，避免了天然核酸探针存在的高度重复序列。②由于大多数寡核苷酸探针长度只有 15~30bp，其中即使有一个碱基不配对也会显著影响其熔解温度，因此它特别适用于基因点突变杂交分析。③比活度高，适用于大多数杂交，如 DNA 序列测定、DNA 印迹法、RNA 印迹法、原位杂交等。缺点是探针短，探针特异性差，与靶序列形成的杂交体稳定性差，对杂交及漂洗的温度、盐浓度等条件要求高，操作难度大，背景噪声也大。

（2）基因组 DNA 探针　利用机械剪切或限制性内切酶消化基因组 DNA 制备成一定大小的 DNA 片段，再将这些片段插入适当的载体中，转化宿主细胞，构建基因组 DNA 文库，进而从文库中筛选出含有目的基因的阳性克隆，经扩增、提取 DNA、酶切及电泳分离，即可得到足够量的基因片段，经适当的标记后，即可作为探针使用。也可采用 PCR 方法扩增基因组 DNA 片段，制备基因组 DNA 探针。选择此类探针时要特别注意真核基因组中存在的高度重复序列，尽可能使用基因的编码序列（外显子）作为探针，避免使用内含子及其他非编码序列，否则可能因探针中高度重复序列的存在引起非特异性杂交而出现假阳性。基因组 DNA 探针优点：制备方法简单，不易降解，标记方法成熟。

（3）cDNA 探针　由 mRNA 反转录而来，在反转录酶的作用下，以 mRNA 为模板，合成 cDNA 第一链，进而合成第二链。将合成的 cDNA 插入适当的载体中，构建 cDNA 文库，然后筛选适当的阳性克隆，再进一步扩增、酶切及纯化该 cDNA 片段即可。也可采用 PCR 方法扩增。

该方法的优点是：双链探针，长度较长，可与靶序列形成的杂交体，稳定性、特异性比寡核苷酸探针高，杂交信号强。缺点是由于是双链，必须先变性再杂交，在杂交过程中还存在自我复性现象。

（4）RNA 探针　分离的 RNA 或者利用噬菌体依赖于 DNA 的 RNA 聚合酶以双链 DNA 为模板在体外转录而成。优点：①RNA-RNA 比 RNA-DNA 杂交体系稳定性高。②单链，不存在变性和自我复性。③RNA 中不存在高度重复序列，非特异性杂交少。④杂交后可用核糖核酸酶（RNase）将未杂交的游离探针消化掉，从而使本底降低。缺点：RNA 容易降解，标记方法也相对复杂。

3. 探针的标记

为确定探针是否与相应核酸分子杂交，有必要对探针加以标记，以便在结合部位获得可识别的信号。核酸探针常用的标记物主要有两大类。

一类是放射性标记物，如放射性同位素^3H、^{32}P、^{35}S、^{125}I等，以^{32}P应用最普遍。优点：灵敏度高，可检测到$10^{-18}g$的物质；有很高的特异性，假阳性结果较少。缺点：易造成放射性污染，存在同位素的半衰期限制。

另一类是非放射性同位素标记物，如地高辛素、辣根过氧化酶、碱性磷酸酶等。优点：无环境污染，可较长时间贮存；缺点：灵敏度不高。

探针标记可以全程进行，亦可对探针的3′端或5′端进行标记。

探针的体外标记法分为化学法和酶法：①化学法是利用标记物分子上的活性基团与探针分子上的基团（如磷酸基团）发生的化学反应将标记物直接结合到探针分子上。不同标记物有各自不同的标记方法，最常用的是^{125}I标记和光敏生物素（photobiotin）标记。②酶法又称酶促标记法，预先将放射性同位素或非放射性标记物连接于NTP或dNTP上，然后利用酶促反应将标记的核苷酸分子掺入探针分子中去，或将核苷酸分子上的标记基因交换到探针分子上。不同标记物的标记方法，最常用的也是^{125}I标记和光敏生物素标记。

4. 杂交信号的检测

杂交后信号的检测方法选择取决于探针标记物的性质。常用核酸探针的标记和检测见表3-4。

表3-4　　　　　　　　　常用核酸探针的标记和检测

标记物性质		标记分子	标记方法	检测方法
放射性物质标记		$[\alpha^{32}P]$ dNTP	NT、PCR、RP	放射自显影
		$[\gamma^{32}P]$ dNTP	末端标记法	放射自显影
		^{35}S	NT	放射自显影
非放射性物质标记	生物素	Bio-11-dUTP	NT、PCR、RP	酶标亲和素或酶标
		光敏生物素	600W可见光照	抗生物素抗体显色
		生物素化补骨脂素	365nm紫外线照射	抗生物素抗体显色
	酶	过氧化物酶	化学合成法或直接法	直接底物显色或用酶
		碱性磷酸酶	化学合成法或直接法	直接底物显色或用酶
	荧光素	罗丹明和FITC	合成法	荧光显微镜观察
	半抗原	地高辛	RP、NT	酶标抗体和底物显色

注：切口平移法（Nick Translation，NT），随机引物法（Random Priming，RP）。

（1）放射性核素标记探针检测　放射性核素标记的探针杂交后常用放射自显影进行检测，该方法基于放射性核素释放的能量将照片纸感化的原理。^{32}P标记杂交最常用的检测方法是放射自显影。该方法的基本原理是同位素在不断衰变过程中释放出 β 粒子，粒子撞击 X 线片感光层，形成潜在影像，经过显影即可成像。

（2）非放射性核素标记探针检测　　非放射性核素标记的探针杂交后可选用比色或化学发光法检测。其基本原理是通过耦联反应和显色反应两步来实现。首先，可以通过抗原-抗体免疫反应系统与显色体系耦联。地高辛是一种类固醇半抗原化合物，地高辛标记探针杂交信号可通过酶联免疫法与抗地高辛抗体和碱性磷酸酶的复合物结合，然后再进行酶促显色反应来检测。

（二）常见的核酸分子杂交技术

核酸分子杂交反应可以在溶液内进行（液相杂交），亦可在固相支持物如硝酸纤维素、尼龙膜上进行（固相杂交）。固相杂交根据诊断目的或杂交方式不同又可分为 DNA 印迹法、RNA 印迹法、斑点印迹法、原位杂交等。所谓印迹杂交是指将凝胶中分离的生物大分子转移或者直接放在固定化介质上，然后与液相中核酸分子探针进行杂交，并加以监测分析的过程。不同的核酸分子杂交技术的用途不同，见表 3-5。

表 3-5　　　　　　　　　　不同核酸分子固相杂交的类型及用途

固相杂交类型	检测目的与范围
原位杂交	检测细胞涂片或组织切片中的 DNA 或 RNA 分子
斑点印迹法	检测固定在膜上的 DNA 或 RNA 分子
DNA 印迹法	检测经凝胶电泳分离且转移至膜上的 DNA 分子
RNA 印迹法	检测经凝胶电泳分离且转移至膜上的 RNA 分子

1. 原位杂交

原位杂交是用已标记的核酸探针与组织切片或细胞中的待测核酸按照碱基互补配对原则进行特异性杂交，然后应用组织化学或免疫组织化学法在显微镜下进行细胞内定位、定性和定量分析的方法。该技术的基本原理是根据被检测靶 DNA 的序列设计其互补的探针，经过变性后的单链靶 DNA 可以与已标记的探针分子在低温下复性，形成靶 DNA 与探针的杂交体。该技术可以在反应过程中保持细胞形态，甚至是单个染色体的形态完整，因此通常被用于正常或异常染色体的基因定位、组织或细胞内基因表达位点的确定、转录水平的分析及病毒或病原体感染的检测等。该技术在遗传学、病理学、基因诊断学等领域得到了广泛的应用。

目前应用最多的原位杂交是荧光原位杂交技术（fluorescence in situ hybridization，FISH），其探针应用荧光素直接或间接标记。荧光素（如异硫氰酸荧光素）直接标记的探针杂交后可使用荧光扫描共聚焦显微镜直接观察，该方法操作简单，但是灵敏度差；用生物素或地高辛间接标记的探针杂交后的结果检测，具有直观、快速、高灵敏度的特点，被广泛应用。FISH 技术还被广泛应用于比较基因组杂交、基因图谱的绘制、生殖医学和病原微生物的检测等。

2. 斑点印迹法

斑点印迹法又名斑点杂交，是将变性后的 DNA 或 RNA 待测样品直接点样于硝酸纤维素薄膜或其他固相载体上，然后加入过量的标记核酸探针进行杂交。该技术优点是在同一张膜上可以同时进行多个样品的检测，样品用量少，方法简便、快速、灵敏；缺点是不能鉴定靶核酸分子的大小，特异性低。斑点杂交技术可用于基因组中特定基因及其表达产物的定性和定量分析。

3. DNA 印迹法

DNA 印迹法是将电泳分离的 DNA 片段转移到一定的固相支持物上，通过与标记的探针进行杂交，对目的 DNA 进行检测分析。

DNA 印迹法的基本操作过程如下：①分离提取 DNA 样品，并经限制性内切酶酶切。②将酶切后的样品 DNA 进行琼脂糖凝胶电泳分离，将电泳分离后的 DNA 样品凝胶放入变性液中，使 DNA 变性。③取出含变性 DNA 的凝胶，将硝酸纤维素薄膜或其他固相支持物放在其上，通过电转移、毛细管虹吸作用或利用真空抽滤作用等方法使凝胶内的 DNA 转移到支持物上，再高温烘烤使 DNA 牢固地吸附在固相支持物上。在转移过程中，要保持各 DNA 条带之间的位置不变。④加入核酸探针，让其与固相支持物上的 DNA 片段杂交。⑤冲洗固相支持物，以除去未杂交的探针。⑥检测杂交信号。

DNA 印迹法主要用于检测基因组 DNA，如基因组 DNA 中特定基因的定性定量分析、外源基因的转入、内源基因的突变等。

4. RNA 印迹法

RNA 印迹法是一种将 RNA 分子从电泳凝胶中转移到一定的固相支持物上，通过与标记的探针进行杂交，然后对 RNA 加以检测分析的方法。

RNA 印迹法的基本过程与 DNA 印迹法相似，只是转移的核酸分子是 RNA。因为 RNA 分子较小，转移前无须限制性内切酶消化，且电泳分离之前需要甲基氢氧化银、乙二醛或甲醛使 RNA 变性，有利于与硝酸纤维素薄膜结合。

RNA 印迹法目前主要应用于检测某一组织或细胞中已知的特异 mRNA 的表达水平，也可以比较不同组织细胞中同一基因的表达情况。RNA 印迹法检测 mRNA 的表达水平灵敏度较 PCR 差，但其特异性高，假阳性率低，仍不失为一种可靠的检测 mRNA 表达水平的方法。

三、基因工程

1973 年，Cohen 等首次将不同 DNA 分子在体外进行连接获得重组 DNA 分子，并在大肠埃希菌中成功表达，由此开创了基因工程（genetic engineering）。此后，基因工程作为分子生物学的一项重要技术得到了迅速发展。基因工程又称为分子克隆技术或重组

DNA 技术，是将目的 DNA 与具有自我复制能力的载体 DNA 连接形成重组 DNA 分子，然后将其导入受体细胞中进行复制或表达相关基因产物的过程。利用基因工程可以得到大量的目的 DNA 分子或目的基因的表达产物，并对其产物进行分析，为遗传病、心血管病、肿瘤等多种疾病的研究和治疗提供了新的方法和途径，它对生命科学的发展起到了不可估量的作用。

（一）基因工程的工具酶

基因工程中需要对 DNA 分子进行切割、重新连接、修饰及合成等操作，这些过程需要许多酶类来完成，这些酶类主要有限制性核酸内切酶（restriction endonuclease）、核酸外切酶、DNA 连接酶、DNA 聚合酶及反转录酶等。基因工程中常用的工具酶见表 3-6。

表 3-6　　　　　　　　　　基因工程中常用的工具酶

工具酶	主要功能
限制性核酸内切酶	识别特异核苷酸序列，切割 DNA 分子
DNA 连接酶	催化 DNA 中相邻的 $5'$ 磷酸基和 $3'$ 羟基末端之间形成磷酸二酯键，使 DNA 切口封闭或使两个 DNA 分子连接
DNA 聚合酶 I	具有 $5' \rightarrow 3'$ 的聚合酶活性、$5' \rightarrow 3'$ 的核酸外切酶活性和 $3' \rightarrow 5'$ 的核酸外切酶活性，用于合成双链 DNA 分子，制作 DNA 探针，进行 DNA 序列分析
BAL31 核酸酶	具有单链特异的核酸内切酶活性，同时也具有双链特异的核酸外切酶活性
DNase I	在适当的条件下，能在双链 DNA 上随机地产生单链切口。用于缺口平移标记 DNA 探针、DNase I 足迹分析法以及鉴别 RNA 聚合酶等蛋白质在 DNA 上结合位点
碱性磷酸酶	切除核酸 $5'$ 末端磷酸基团，在重组 DNA 时防止线性化的载体分子发生自我连接
核酸外切酶Ⅲ	从双链 DNA 的 $3'$ 羟基末端去除单核苷酸，使双链 DNA 分子产生单链区
T4 多聚核苷酸激酶	催化多聚核苷酸 $5'$ 羟基末端磷酸化，常用来标记核酸分子的 $5'$ 末端或使寡核苷酸磷酸化
末端转移酶	催化 $5'$-脱氧核苷三磷酸按 $5' \rightarrow 3'$ 方向进行聚合，逐个地将脱氧核苷酸分子加到线性 DNA 分子的 $3'$ 羟基末端，用于在 $3'$ 羟基末端进行同聚物加尾
反转录酶	催化以 RNA 为模板合成 DNA 的反应，可合成 cDNA、替代 DNA 聚合酶 I 进行填补、标记或进行 DNA 序列分析
Taq DNA 聚合酶	催化 PCR 反应

1. 限制性核酸内切酶

限制性核酸内切酶简称限制酶，是一类能够识别双链 DNA 分子内部的特异 DNA 序列并在其内部或周围通过水解 $3',5'$-磷酸二酯键将 DNA 链打断的核酸内切酶。绝大多数的限制性核酸内切酶来源于细菌，与相伴存在的甲基化酶共同构成细菌的限制-修饰体系（restriction modification system），主要用于限制外源 DNA、保护自身 DNA。

（1）命名原则及分类　限制酶的命名根据首次发现该酶类的细菌的属名与种名相结合的原则，通常用 3 个斜体字母的缩略语来表示。第 1 个字母取自产生该酶的细菌属名，用大写；第 2、第 3 个字母取自该细菌的种名，用小写；若细菌有株系，则用第 4 个字母代表株；若同一菌株含有多种限制酶，则用罗马数字表示其发现和分离的先后顺序。

如 *Eco*R I：E 代表 *Escherichia* 属，*co* 代表 *coli* 种，R 代表 RY13 株，I 代表该菌株发现分离出的第 1 种酶。

限制酶根据结构及作用方式不同可分为 3 类：I 型、II 型及 III 型，反应均需要 Mg^{2+} 参与。I 型限制性内切酶是一类兼有限制性内切酶和修饰酶活性的多亚基蛋白复合体。它们可在远离识别序列的任意处切割 DNA 链，不能产生特异性的限制片段和明确的凝胶电泳条带。III 型限制性内切酶也是一类兼有限制和修饰两种功能的酶。它们在识别序列之外附近切开 DNA 链，并且要求 DNA 分子中存在两个反向的识别序列以完成切割，这类酶很少能产生完全切割的片段。由于 I 型和 III 型酶的特异性不强，因此，都不具备实用价值，基因工程中不使用。

我们通常所说的限制酶是指 II 型限制性核酸内切酶，它能在其识别序列内部或附近特异地切开 DNA 链，其切割位点的序列可知、固定，产生确定的限制性片段和凝胶电泳条带，因此，只有 II 型限制性核酸内切酶在基因工程中得到广泛应用，是最重要的工具酶。

（2）II 型限制性核酸内切酶作用特点

①识别序列的碱基个数：II 型限制性核酸内切酶识别的核苷酸序列为 4bp、6bp、8bp。如 *Not* I 的识别序列为 GCGGCCGC；*Eco*R I 的识别序列为 GAATTC。如果 DNA 中的碱基序列是随机排列的，则一个识别 4bp 的限制酶出现识别并切割的位点的频率，可能是每隔 256bp（4^4bp）就会出现 1 次。依此类推，识别的 6bp 或 8bp 出现的间隔分别是 4^6bp 和 4^8bp。对一段特定的 DNA 而言，限制酶识别的序列越短，切割位点数越多，切割后产生的片段也越小；相反，识别的序列越长，则切割位点数越少，切割后产生的片段越大。

②识别的序列为回文结构：II 型限制性核酸内切酶识别的核苷酸序列具有回文结构（palin-drome），又称为二元旋转对称结构或反向重复序列，指在两条核苷酸链中，从 $5' \rightarrow 3'$ 方向的核苷酸序列是一致的。如 *Eco*R I 的识别序列，在两条核苷酸链中，从 $5' \rightarrow 3'$ 方向都是 $5'$-GAATTC-$3'$。

③切割产生黏性末端或平端：不同的限制酶切割双链 DNA 的方式也不尽相同。大

多数酶交错切开 DNA，产生带有 5′或 3′单链突出的末端，称为黏性末端（sticky end）。如 $EcoR$ I 切割 DNA 后产生 5′黏性末端：

$$5' - G \downarrow AATTC - 3' \qquad 5' - G \qquad AATTC - 3'$$
$$3' - CTTAA \uparrow G - 5' \longrightarrow 3' - CTTAA \quad + \quad G - 5'$$

也有部分限制性核酸内切酶切开 DNA 后，产生 5′或 3′端平齐的末端，称为平端（blunt end）或钝端。如 Sam I 切割后产生平端：

$$5' - CCC \downarrow GGG - 3' \qquad 5' - CCC \qquad GGG - 3'$$
$$3' - GGG \uparrow CCC - 5' \longrightarrow 3' - GGG \quad + \quad CCC - 5'$$

（3）异源同工酶和同尾酶

①异源同工酶：有些限制酶虽来源不同，但能识别和切割同一序列，称为异源同工酶（isoschi-zomers）或同裂酶。如 Bst I 和 $BamH$ I 能识别同一序列并在相同位点切割（G↓GATCC），产生相同的黏性末端。

②同尾酶：有些限制酶虽识别序列不同，但切割 DNA 序列后产生相同的黏性末端，称为同尾酶（isoaudamers），如 $BamH$ I（G↓GATCC）和 $Sau3A$ I（N↓GATCN）。产生的相同黏性末端称为配伍末端（compatible end）。配伍末端相互可进行连接，但连接后的序列不能再被原先的酶识别切割。

（4）影响限制性核酸内切酶作用的因素　影响限制性核酸内切酶作用的因素包括 DNA 的纯度及结构、DNA 的甲基化程度、缓冲液、反应温度、作用时间等。酶单位数是以切割线性 DNA 为标准规定的，消化其他类型 DNA 时应根据 DNA 分子大小、形状等适当增加或减少所需的酶量。

2. DNA 聚合酶 I

DNA 聚合酶 I（DNA polymerase I）是第一个从大肠埃希菌中发现的 DNA 聚合酶，由单条多肽链构成，分子质量为 109ku。

该酶具有 3 种酶活性：5′→3′DNA 聚合酶活性、5′→3′核酸外切酶活性和 3′→5′核酸外切酶活性，可用于 DNA 探针缺口平移标记、3′黏性末端的标记等。

DNA 聚合酶 I 经枯草杆菌蛋白酶裂解后产生的大片段又称 Klenow 片段（Klenow fragment），保留了 5′→3′DNA 聚合酶活性及 3′→5′核酸外切酶活性。

Klenow 片段主要用于：①补齐双链 DNA 的 3′末端。②补齐的同时可对 3′末端进行标记。③合成 cDNA 的第 2 条链。④DNA 序列测定。

3. 反转录酶

反转录酶（reverse transcriptase）催化以 RNA 为模板合成 cDNA 的反应，合成方向为 5′→3′。反转录酶缺乏 3′→5′核酸外切酶活性，但具有 RNase H 活性，可从 5′或 3′末端特异的降解 RNA-DNA 杂交分子的 RNA 链，是用于构建 cDNA 文库、反转录 PCR 等技术中的关键工具酶。

4. 末端转移酶

末端转移酶（terminal deoxynucleotidyl transferase，TdT），又称末端脱氧核苷酰转移

酶，在二价阳离子存在下，末端转移酶无须引物即能催化 dNTP 按 $5' \rightarrow 3'$ 方向逐个加在 DNA 分子的 $3'$ 羟基末端。该酶是一种非特异性酶，4 种 dNTP 中任何一种均可作为其底物，主要用于 DNA $3'$ 末端的标记或同聚物加尾，制备便于重组连接的人工黏性末端；或者在载体和待克隆的片段上形成同聚物尾，以便于进行基因克隆。

5. 碱性磷酸酶

碱性磷酸酶（alkaline phosphatase）可去除 DNA 或 RNA 链 $5'$ 末端的磷酸基团。在载体和目的 DNA 重组的过程中，用碱性磷酸酶水解载体 $5'$ 端磷酸基团，可防止其自身连接环化，提高重组效率。DNA 和 RNA 片段进行 $5'$ 端标记前需用该酶处理。常用的碱性磷酸酶有细菌碱性磷酸酶（BAP）和牛小肠碱性磷酸酶（CIP）两种。CIP 在 1%SDS 溶液中 68℃加热 15min 可失活，因此较为常用。

（二）基因工程的载体

目的 DNA 片段不具备自主复制能力，即使导入宿主细胞，也不能随宿主细胞的增殖而复制和表达，从而达不到使外源 DNA 片段扩增的目的。因此，目的 DNA 必须借助载体 DNA 分子才能进入宿主细胞进行复制和表达。载体（vector）就是能携带外源目的 DNA 进入宿主细胞进行扩增和表达的一类 DNA 分子，大多数载体为环状双链 DNA，少数为线性的。目的 DNA 片段与载体在体外连接，构成重组分子，然后导入宿主细胞，使之进行扩增或表达。

载体按功能分为克隆载体（cloning vector）和表达载体（expressing vector），前者用于克隆和扩增外源 DNA 片段，后者用于表达外源基因。有些载体兼备克隆和表达两种功能。

理想的载体必须具备的条件：①包含一个复制起始点，在宿主细胞内可独立自主进行复制。②易于从宿主细胞中分离提纯。③具备一个或多个筛选标记，利于筛选克隆的重组子。④包含多个限制酶的酶切位点，即多克隆位点（multiple cloning site，MCS），便于目的基因的插入。⑤具有较高的遗传稳定性。

以大肠埃希菌为宿主细胞的载体主要有质粒、λ 噬菌体、黏粒和 M13 噬菌体。近年来发展了一系列新的载体系统，它们能在细菌中扩增，在真核细胞中表达。随着基因治疗研究的深入，构建了一系列病毒载体系统。

1. 常用的克隆载体

（1）大肠埃希菌克隆载体　以大肠埃希菌为宿主细胞的克隆载体主要有质粒、λ 噬菌体和黏粒。

①质粒：质粒是常用的克隆载体，是独立存在于细菌染色体之外，能自主复制的闭合环状双链 DNA 分子。天然质粒通常缺乏高质量的克隆载体所必需的元件，需通过人工构建才能应用于基因工程中。

质粒一般具有以下特征：一是分子相对较小，大小为 3~10kb，能在细菌内稳定存在。二是具有松弛型复制子。三是具有一个以上的遗传标志，便于对宿主细胞进行选择，如抗生素的抗性基因 Amp^r、Tet^r 等。四是具有多个限制性内切酶的酶切位点，便于外源基因的插入。五是有较高的拷贝数。

②噬菌体载体：噬菌体（bacteriophage，phage）是一类感染细菌的病毒，常用作克隆载体的噬菌体主要有 λ 噬菌体和 M13 噬菌体两种。两者的基因结构与生物学性状不同，用途也不同。

③黏性质粒：黏性质粒（cosmid）又称黏粒，是一种为克隆大片段 DNA 而设计构建的杂合载体。它由质粒 DNA 与 λDNA 的 cos 位点序列共同构建而成，具有质粒与 λ 噬菌体 DNA 载体的双重性质，为环状双链 DNA 载体。

黏粒的特点表现在以下几个方面：一是含有质粒的复制起始点、限制酶切位点及抗药性标记。当重组的黏粒在体外包装成病毒颗粒并感染大肠埃希菌后，可按质粒复制的方式进行扩增。二是含有 λ 噬菌体 DNA 的黏性末端（cos 位点序列），可克隆较长的外源 DNA（长达 40~50kb），可在体外包装成噬菌体颗粒。三是本身分子较小，只有几千个碱基对，因此没有插入外源 DNA 的非重组黏粒不能在体外包装，利于筛选。

（2）酵母克隆载体　酵母载体大多数是由细菌质粒 DNA 与酵母 DNA 构造成的穿梭质粒，目前常用的酵母克隆载体有酵母整合质粒（yeast integrative plasmid，YIP）、酵母复制质粒（yeast replicating plasmid，YRP）、酵母附加质粒（yeast episomal plasmid，YEP）及酵母人工染色体（yeast artificial chromosome，YAC）等。

①酵母整合质粒：酵母整合质粒是在大肠埃希菌质粒 pBR322 的基础上插入了一个酵母标记基因（如 URA3、LEU2 等），不含酵母的复制起点。YIP 不能像质粒一样复制扩增，一般只以单个拷贝形式存在于细胞中，能产生稳定的重组子，但转化率极低。

②酵母复制质粒：酵母复制质粒由一段包括复制起始位点（ARS）及多个酵母基因（如 TRP 等）在内的酵母染色体 DNA 和 pBR322 组成，可以进行独立复制。YRP 转化率极高，在细胞中有很高的拷贝数，但其重组子非常不稳定，由于分配不均匀，母细胞中聚集的大量重组分子，在子代中可能造成拷贝数减少或丢失。

③酵母附加质粒：酵母附加质粒是含有 $2\mu m$ 质粒的载体。YEP 可含完整的 $2\mu m$ 质粒，也可只含 $2\mu m$ 质粒的复制起点和标记基因，其转化频率、在细胞中的拷贝数及稳定性与 YRP 相似。

④酵母人工染色体：酵母人工染色体是利用酵母染色体 DNA 与细菌质粒 pBR322 改造而成的 DNA 分子，具备着丝粒（centromere，CEN）、两个端粒（telomere，TEL）、自主复制序列（ARS）、选择标记（如 TRP1 和 URA3）、大肠埃希菌复制起点、Amp^r 基因及限制酶酶切位点等序列。YAC 装载容量大，可插入 0.5~2Mb 的外源 DNA 片段，用于大片段 DNA 的克隆，可代替 λ 噬菌体载体和黏粒载体来构建文库，人类基因组计划即采用该载体来构建物理图谱。

pYAC3 是在 pBR322 基础上插入酵母基因构建而成的，长 11.4kb。插入的酵母基因包含 URA3、TRP1 和 SUP4 标记基因以及一个复制起点。克隆时，外源 DNA 插入 SUP4 基因使其失活，重组 YAC 导入 trp1-ura3 双营养缺陷的受体酵母菌，在缺乏色氨酸和尿嘧啶的培养基上长出白色克隆，非重组子则长出红色克隆，很容易判断载体中是否插入了外源基因。

（3）病毒载体可将外源 DNA 带入哺乳动物细胞　近年来，在人类遗传病和恶性肿瘤的基因治疗研究中，常采用反转录病毒、腺病毒、腺相关病毒、EB 病毒等作为基因转移的载体，将外源基因导入受体细胞，以达到纠正遗传缺陷或杀死肿瘤细胞的目的。多数病毒载体均已质粒化，病毒载体质粒主要由病毒启动子、包装元件、选择性遗传标记及 pBR322 的复制起始点组成。

2. 常用的表达载体

表达载体是用来在宿主细胞中表达（转录和翻译）外源基因的载体 DNA。该类载体不仅具有复制起点、选择标记及多克隆位点等一些克隆载体所具备的性质，还包含转录和翻译所必需的 DNA 序列，如启动子、转录终止序列和核糖体结合位点等。根据受体细胞不同，表达载体分为原核表达载体和真核表达载体两类。

（1）原核表达载体

①原核表达载体结构：以典型的大肠埃希菌表达载体为例，原核表达载体具有以下结构特点：含有一个复制起点、多克隆位点和筛选标记基因，具有核糖体结合位点，具有强启动子和强终止子。大肠埃希菌表达载体常用的启动子有 tac 启动子、lacUV5 启动子、λ 噬菌体 P_L 启动子和 T7-噬菌体启动子等。

②原核表达载体分类：原核表达载体按功能分为三类：第一类是融合蛋白表达载体。目的基因连接于载体启动子后原核结构基因的下游，与载体的结构基因共用同一启动子，使目的基因与载体结构基因以融合的形式表达。通常构建于质粒载体上的原核蛋白包括谷胱甘肽巯基转移酶（GST）和分泌蛋白 A 等。pGEX-4T-1 是一种常见的融合表达质粒载体，含有 *lac* I、*Amp'* 和来自 pBR322 的复制起点 ori，在 tac 启动子后有一段融合蛋白 GST 基因序列，紧接其后的是多克隆位点，便于外源目的基因插入。第二类是非融合型表达载体。该载体表出的外源蛋白 N 端不含任何原核生物肽段，即将外源基因插入载体的原核启动子和核糖体结合位点下游，使翻译起始位点 ATG 位于外源基因片段的 5'端，这样就可以在原核宿主中表达出非融合蛋白。如 pKK223-3 载体就是一种非融合型表达载体。第三类是分泌型表达载体。该载体表达出的外源蛋白 N 端与原核的信号肽连接在一起，可被宿主菌分泌到细胞质或培养基中。

（2）真核表达载体　真核表达载体通常含有选择标记、复制起始位点、启动子、转录终止序列、poly A 加尾信号及克隆位点。真核表达载体大多数为穿梭载体，有两套复制起点和选择标记，分别在原核和真核细胞中起作用。常见的真核表达载体有酵母表达载体和哺乳动物细胞表达载体。

①酵母表达载体：酵母表达载体多数为穿梭质粒，在酵母和大肠埃希菌中均能进行复制、扩增，通常含有复制起始序列、启动子、筛选标记、分泌信号、终止子有丝分裂稳定区及外源基因克隆位点。

酵母作为酵母表达载体的宿主有许多优越性：首先作为单细胞生物，其操作和生产相对简单，成本低廉。其次，其具有蛋白质翻译后的加工和修饰系统，可将表达的外源蛋白分泌到培养基中，便于纯化。最后，其具有甲醇氧化酶启动子（methanol oxidase，MOX）、醇氧化酶启动子（alcohol oxidase，AOX）及 *lac*4 等强启动子。

②哺乳动物细胞表达载体：原核启动子在哺乳动物细胞中不能发挥作用，但有些动物病毒载体的启动子，如人类巨细胞病毒（CMV）启动子、Rouse 肉瘤病毒（RSV）基因组长末端重复序列中的启动子等宿主范围较广，在多种受体细胞中可能有一定的活性。因此，目前构建的许多哺乳动物细胞基因表达载体主要来源于动物病毒的基因，如腺病毒载体、反转录病毒载体、空泡病毒载体（SV40）、牛乳头状瘤病毒载体等。病毒载体能相对高效、安全、稳定地将外源基因携带进入宿主细胞并实现表达。

第四章

细胞信号转导

第一节　细胞信号转导的分子基础

一、细胞外信号

细胞所识别的信号可以是物理信号（光、热、电流）、化学信号和生物学信号，其中在有机体和细胞间的通信中分布最广泛的是化学信号，也称为第一信使（first messenger）。第一信使分子的一级结构或空间构象中携带着某些信息，当它们与位于胞膜上或胞浆内特定的受体结合后，后者可将接收到的信息转导给细胞质或细胞核中的功能反应体系，从而启动细胞产生效应。

根据溶解性来看，化学信号分子可分为水溶性信号分子和脂溶性信号分子两类。信号分子大部分是水溶性的，不能通过细胞膜，只能在细胞外通过与膜受体结合将信息传递到细胞内，包括水溶性激素、神经递质、蛋白质分子、多肽、局部化学介质、离子等。化学信号分子中，少部分为脂溶性信号分子，可以直接穿越胞膜到达细胞内，与细胞内受体结合，包括甾类激素、甲状腺素、NO 等。

根据产生和作用方式来看，化学信号分子可分为激素、神经递质、局部化学介质 3 种类型。①激素：由内分泌细胞合成，经血液或淋巴循环到达机体各部位的靶细胞，大多数激素对靶细胞的作用时间较长。常见的激素有甲状腺素、肾上腺素、胰岛素和性激素等。②神经递质：神经递质由神经元细胞突触前膜终端释放，通过细胞间隙，作用于突触后膜上的特殊受体，其特点是作用时间和作用距离较短，常见的神经递质有乙酰胆碱、去甲肾上腺素等。③局部化学介质：某些细胞分泌的化学介质不进入血液循环而是通过扩散作用到达邻近靶细胞，生长因子、一氧化氮等属于此类分子。

根据化学信号分子的作用途径来看，其可分为内分泌、旁分泌和自分泌 3 种类型。内分泌途径中的大多数信号分子为激素；有些激素、神经递质及某些局部化学介质等并不进入血液，仅在局部发挥作用，即通过旁分泌途径参与细胞信号转导；自分泌途径中，细胞分泌的生长因子、细胞因子等往往与自身受体结合，从而实现对自身功能的调控，如调节细胞的生长、增殖、分化、凋亡等。

二、受体

受体（receptor）是位于细胞膜表面或细胞内具有特异识别和结合功能的蛋白质，能特异性识别并结合胞外信号分子，启动胞内一系列生物化学反应，使细胞对外界刺激产生相应的生物学效应。这些与受体结合的胞外信号分子又称为配体（ligand），包括激素、神经递质、局部化学介质、某些药物和毒物等。

根据靶细胞上受体存在的部位，将其分为两大类：细胞表面受体和细胞内受体，见图 4-1。

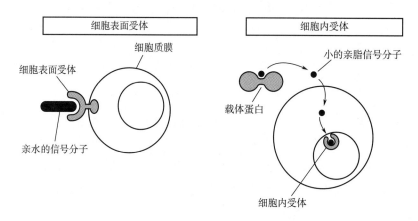

图 4-1   细胞表面受体与细胞内受体

（一）细胞表面受体

存在于细胞质膜上的受体称为膜受体，膜受体绝大部分为镶嵌糖蛋白。膜受体主要有 3 类，见图 4-2。

1. 离子通道耦联受体

离子通道耦联受体（ion-channel-coupled receptor）是由多个亚基组成的多聚体，多成环状结构，中间有可供离子通过的孔道。中间孔道的开放或关闭可调节离子的跨膜运输。

2. 酪氨酸蛋白激酶型受体

酪氨酸蛋白激酶型受体（tyrosine-specific protein kinase receptor，TPKR）是一类本身具有酪氨酸激酶活性的受体，具有胞外配体结合区、穿膜区及细胞内酪氨酸激酶活性区，如表皮生长因子（epidermal growth factor，EGF）、血小板源生长因子（platelet-derived growth factor，PDGF）和胰岛素（insulin）等。当配体与受体结合后，通过蛋白质构象的变化，使细胞内区酪氨酸残基发生自身磷酸化而激活，激活后的蛋白质进一步催化细胞内的生化反应，完成信号从胞外向细胞内的传递。

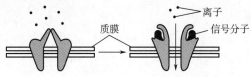

① 离子通道耦联受体

② 酶耦联受体

③ G 蛋白耦联受体

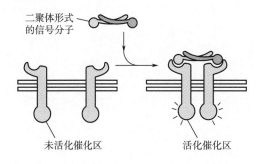

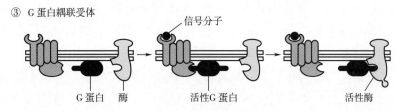

图 4-2　三类膜受体

3. G 蛋白耦联受体

G 蛋白耦联受体（G-protein coupled receptor）是膜受体中最大的家族，分布广泛、类型多样，几乎遍布所有细胞，如 M-乙酰胆碱受体、α_2 和 β 肾上腺素受体等。G 蛋白耦联受体成员均为一条多肽链构成的糖蛋白，分为胞外区（带有多个糖基化位点）、胞膜区（由 7 个跨膜的疏水 α 螺旋结构组成）及细胞内区。

（二）细胞内受体

细胞质和细胞核中的受体被称为细胞内受体，为 DNA 结合蛋白，多为反式作用因子。细胞内受体结构相似，含 3 个结构域，一个是与信使激素结合的 C-端结构域，一个是与 DNA 位点或与抑制蛋白结合的中间结构域，另一个是活化基因转录的 N-端结构域。中间结构域所识别的 DNA 序列是一组基因的增强子。细胞内受体见图 4-3。

它们一方面通过胞浆内信号分子将胞外信号传递到细胞核内，以调节基因表达，引起细胞代谢和功能改变；另一方面经胞质内信号分子传递将信号反馈到细胞膜，以引起细胞某些特性的改变。不同的细胞内受体在细胞中的分布情况可不同，如糖皮质激素和盐皮质激素的受体位于胞质中，称为胞质受体；维生素 D_3 及维 A 酸受体则存在于细胞核中，称为核受体；还有一些受体可同时存在于细胞质及细胞核中，如雌激素受体、雄

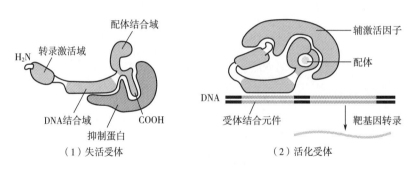

图 4-3　细胞内受体

激素受体等。

三、第二信使

细胞外信号分子被称为第一信使，细胞内也存在着细胞内信使，如无机离子、核苷酸、糖类和脂类衍生物等小分子或离子。细胞内信使是指受体被激活后在细胞内产生的、能介导信号转导的活性物质，又称为第二信使（second messenger）。这些细胞内信使通常通过酶促级联反应传递信息，最终改变细胞内有关酶的活性，影响细胞内离子通道及核内相关基因表达，以达到调节细胞内代谢、控制细胞生长、繁殖和分化的作用。已经发现的细胞内信使有许多种，其中最重要的有 cAMP、cGMP、二酰甘油（diacylglycerol，DAG）、三磷酸肌醇（inositol trisphosphate，IP3）和钙离子等。

四、信号转导中几种主要的蛋白质

细胞质中介导细胞信号转导的蛋白质主要有 G 蛋白、蛋白激酶、腺苷酸环化酶、孚苷酸环化酶及其他相关蛋白质。这些蛋白质在调控细胞信号转导通路的过程中往往都涉及了磷酸基团的添加或去除。

（一）G 蛋白

G 蛋白（G protein）即鸟苷酸结合蛋白，一般指任何与鸟苷酸结合的蛋白质的总称，但通常所说的 G 蛋白仅仅是信号转导途径中与受体耦联的鸟苷酸结合蛋白。

1. G 蛋白的基本结构

G 蛋白位于细胞膜胞质面，为可溶性的膜外周蛋白，由 α、β 和 γ 三种蛋白亚基组成，分子质量为 100ku 左右。α 亚基最大，β 亚基其次，γ 亚基最小。α 种类较多，差别也较大，但所有的 α 亚基在结构及功能上都有共同点：均有 GDP 或 GTP 结合位点，具 GTP 水解酶活性，能促进与其结合的 GTP 分解为 GDP。β 和 γ 亚基一般以 βγ 二聚合体形式存在。

2. G 蛋白的活化

G 蛋白有别于细胞膜上镶嵌的跨膜蛋白，它是一种功能性的信号转导中介蛋白。G 蛋白有两种构象，与 GTP 结合时的活化型和与 GDP 结合时的非活化型。

在静息状态下，α 亚基与 β、γ 亚基构成三聚体形式，再与 GDP 结合，此时 G 蛋白与受体分离，无活性；当配体与相应的受体结合后，受体分子的构象改变，活化的受体与 G 蛋白作用，使 α 亚基与 βγ 二聚体解离，解离下来的 α 亚基与 GDP 结合力下降，GDP 与细胞内游离的 GTP 发生交换，形成 Gα–GTP，具有活性。活化的 G 蛋白与下游效应蛋白相互作用，进而实现信号从胞外向细胞内的传递，直至 α 亚基上的 GTP 在 α 亚基内源性 GTP 酶的作用下将 GTP 水解成 GDP，形成无活性的 Gα–GDP，Gα–GDP 随即与效应蛋白分开，重新与 βγ 亚基形成异源三倍体。这样，配体与受体短短几毫秒时间的接触可以延长为几十秒，乃至更长时间的反应，使输入的信号显著放大，并增加了调节环节。

3. G 蛋白的种类

目前已在哺乳动物中发现 20 多种不同类型的 G 蛋白，根据其在功能上对效应蛋白的作用不同，主要分为激动型 G 蛋白（Gs 型 G 蛋白）和抑制型 G 蛋白（Gi 型 G 蛋白），此外还包括磷脂酶 C 型 G 蛋白等类型。

（1）Gs 型 G 蛋白　是激活型受体与腺苷酸环化酶（adenylate cyclase，AC）之间的主要耦联蛋白。此外，膜上的某些离子通道也是 Gs 型 G 蛋白的下游效应分子。

（2）Gi 型 G 蛋白　Gi 型 G 蛋白的 β 和 γ 亚基基本上与 Gs 型的相同，只是 α 亚基有明显的区别，为抑制型 G 蛋白。

（二）蛋白激酶

细胞内大部分重要的生命过程都涉及蛋白磷酸化，如代谢、物质运输、生长、发育、凋亡等；某些疾病的发生、发展过程中也涉及蛋白磷酸化，如恶性肿瘤、老年性疾病等。蛋白激酶就是能催化上述反应的一类磷酸转移酶，能将 ATP 的磷酸基团转移至底物特定的氨基酸残基上，使蛋白质发生磷酸化，以调节蛋白质的活性。

根据作用底物的不同蛋白激酶可分为 5 类：丝氨酸/苏氨酸蛋白激酶、酪氨酸蛋白激酶、组/赖/精氨酸蛋白激酶、半胱氨酸蛋白激酶及天冬氨酸/谷氨酸蛋白激酶。

由于许多蛋白激酶是被第二信使激活的，根据第二信使的不同，蛋白激酶可分为环腺苷酸（cAMP）依赖性蛋白激酶（蛋白激酶 A）和对磷脂敏感的钙离子依赖性蛋白激酶（蛋白激酶 C）。

1. 蛋白激酶 A

蛋白激酶 A（protein kinase A，PKA）是一种丝氨酸/苏氨酸蛋白激酶，存在于细胞质中，由 2 个相同的调节亚基和 2 个相同的催化亚基组成。催化亚基具有激酶的催化活性，能催化底物蛋白质某些特定丝氨酸/苏氨酸残基磷酸化；调节亚基具有 cAMP 结合位点，具有调节功能。PKA 依赖于 cAMP，当细胞内 cAMP 浓度低时，调节亚基与催化亚基结合，催化亚基上的底物蛋白结合位点被调节亚基遮盖，PKA 无催化活性；当细胞内 cAMP 浓度升高时，调节亚基上的 cAMP 结合位点与 cAMP 结合，调节亚基变构并与催化亚基解聚，使催化亚基游离，PKA 具有催化活性，催化底物蛋白发生磷酸化修饰。

2. 蛋白激酶 C

蛋白激酶 C（protein kinase C，PKC）由一个大基因家族编码，目前在哺乳动物组织内已确定 10 种 PKC 亚型。PKC 的所有亚型都由一条单肽链组成，分成调节区（C1 和 C2 区：能结合 Ca^{2+}、磷脂、二酰甘油等）、催化区（C3 区：ATP 结合区）和底物结合区（C4 区：识别磷酸化底物）。静止细胞中的 PKC 主要存在于胞质中，此时调节区和催化区的活性中心部分嵌合，调节区对催化区有抑制作用，呈非活性构象；当调节区与二酰甘油、磷脂酰丝氨酸和 Ca^{2+} 结合，调节区介导 PKC 结合到细胞膜上，可使催化区暴露而被活化。活化后的 PKC 可介导多种生物学效应，如参与信号转导调控、进行代谢调节及基因表达等。

（三）腺苷酸环化酶与鸟苷酸环化酶

腺苷酸环化酶是位于细胞膜上的 G 蛋白效应蛋白之一，是 cAMP 信号转导系统的重要组成部分。AC 有多种不同亚型，分布于不同组织，均具有催化 ATP 分解形成 cAMP 的作用。

鸟苷酸环化酶（guanylate cyclase，GC）有两种存在形式，一种存在于细胞膜上，为膜结合型；另一种存在于胞质中，为可溶性酶。GC 的作用是水解 GTP，使之环化生成 cGMP。

cAMP 和 cGMP 均为第二信使，参与细胞多种生命活动的调控。

第二节　细胞信号转导途径

一、膜受体介导的信号转导系统

在膜受体介导的信号转导途径中，胞外信号分子和膜受体都不能进入细胞内，信号的转导是通过小分子物质充当第二信使即细胞内信使而发挥作用的。细胞内信使的作用范围广泛，控制着各种细胞活动，包括生长分裂、代谢、游走、吞噬、分泌、收缩和电活动等。

（一）cAMP 信号转导通路

1. 细胞外信号分子

此类信号转导途径中的细胞外信号分子包括肾上腺素、促肾上腺皮质激素、胰高血糖素、神经递质、细胞因子等。当机体受到刺激作用时，激素分泌增加，与其相应的受体结合，进而激活 G 蛋白。

2. cAMP 的产生——腺苷酸环化酶系统

G 蛋白的下游效应蛋白通常是离子通道或与膜结合的酶，如 AC、磷脂酶 C（phospholipase C，PLC）等。

在 Gs 型 G 蛋白通过 AC 进行的信号转导通路时，活化的 Gs 型 G 蛋白 α 亚基与 βγ 二聚体解离，暴露出与 AC 结合的位点，与 AC 结合后使其活化，这一过程还需 Mg^{2+}、Mn^{2+} 的存在。活化的 AC 分解 ATP 生成 cAMP。

3. cAMP 的靶分子

cAMP 作为一种主要的第二信使可激活下游众多靶分子，如 PKA、某些离子通道等。

（1）PKA　PKA 是 cAMP 最主要的效应分子，其催化的底物非常广泛，包括多种酶、离子通道、结构与调节蛋白、转录因子等。cAMP 反应元件结合蛋白（cAMP response element binding protein，CREB）是能被 PKA 磷酸化的重要蛋白，存在于细胞核中，当 PKA 被 cAMP 激活后，PKA 的催化亚基可从细胞质进入细胞核，并使 CREB 发生磷酸化修饰而激活，参与基因的转录调节。

在不同类型的细胞中，PKA 作用的底物蛋白可能不同，cAMP 引起的生物学效应也不相同，如 cAMP 浓度上升可使成纤维细胞增殖停止，但却使上皮细胞增殖加速。

（2）环核苷酸门控阳离子通道　某些具有环核苷酸结合位点的阳离子通道（cyclic nucleotide-gated cation channel，CNG）在将细胞外信号传递至细胞内的过程中，可直接与 cAMP 结合并受其调控，而不经过磷酸化级联反应，如嗅觉感受器中，气味经过特异性嗅觉受体门控阳离子通道、心脏窦房结起搏细胞的离子通道等。

（3）鸟苷酸交换因子　某些鸟苷酸交换因子（guanine nucleotide exchange factors，GEF）也是 cAMP 结合蛋白，受 cAMP 调控。这些 GEF 依赖于 cAMP 的调控，能选择性地激活鸟苷酸结合蛋白 Ras 超家族的成员——Rap1a 和 Rap1b，但不依赖于 PKA。

4. cAMP 信号的灭活

cAMP 信号的灭活一方面与细胞膜受体的下调和 AC 的失活有关，另一方面依靠环腺苷酸磷酸二酯酶（cAMP phosphodiesterase，PDE）的分解作用，分解成 $5'-AMP$ 而灭活。

综上所述，cAMP 信号转导通路的过程可归纳为：胞外的刺激信号或抑制信号分别与相应受体结合，通过 Gs 和 Gi，传递给 AC，使其活化或抑制；AC 被激活后，催化细胞质中的 ATP 生成 cAMP，cAMP 作为第二信使激活 PKA，使其下游靶蛋白发生磷酸化级联反应，从而调节细胞代谢、基因表达；而 cAMP 信号最终被 PDE 分解灭活，信号终止。整个信号转导过程，不仅将胞外信号的信息传递至细胞内，更是通过细胞内信使的级联放大效应，使少量胞外信使转化成大量细胞内效应分子，完成细胞的一个明显生理效应。此外，在级联反应过程中，每个蛋白质都可以作为调节的对象，使得细胞代谢、基因表达等活动成为一个完善的多级调控系统。

（二）肌醇三磷酸、二酰甘油介导的信号转导

该信号系统主要以质膜中的磷脂酰肌醇-4,5-二磷酸（phosphatidylinositol -4,5-bisphosphate，PIP_2）、磷脂酰肌醇-4-磷酸（phosphatidylinositol-4-phosphate，PIP）和磷脂酰肌醇（phosphatidylinositol，PI）的代谢为物质基础，衍生新的第二信使 IP_3 和 DAG，介导许多重要的生物过程，如受精、细胞增殖、分泌、平滑肌收缩等。

1. 细胞外信号分子

此类信号转导途径中的细胞外信号分子包括促甲肾上腺素释放激素、去甲肾上腺素、抗利尿素等。

2. IP_3 和 DAG 的产生

当细胞外信号分子作用于靶细胞相应受体时，由 G 蛋白介导，活化膜中的磷脂酶 C（phospholipase C，PLC），继而催化质膜中的 PIP_2、PIP 或 PI 生成 IP_3 和 DAG。

IP_3 是水溶性小分子，它在细胞质中能识别并结合内质网的 IP_3 受体，使其构象发生改变，使 Ca^{2+} 通道开放，最终引发细胞运动、肌肉收缩、染色体移动、神经递质合成与释放等。

在静息状态的细胞中，PKC 存在于细胞质中，活性很低。当细胞受到刺激时，生成的 DAG 可促使 PKC 与质膜上的磷脂酰丝氨酸结合，使其从细胞质转移到细胞膜上而激活。PKC 调节的细胞效应极其广泛，如调节细胞跨膜物质运输、生物活性物质的合成与分泌、糖代谢、基因转录及蛋白质合成等。

3. IP_3 和 DAG 的灭活与降解

IP_3 在 5′-磷酸酶作用下水解成 IP_2，或在胞质 PI3K 作用下，由 ATP 提供磷酸基团被磷化，生成 IP_4。IP_4 也有第二信使功能，其最后也可被 5′-磷酸酶逐步降解，脱磷酸生成肌醇。

DAG 的降解有 2 条途径，或是被 DAG 激酶磷酸化生成磷脂酸，进一步合成 PI；或是在磷脂酶 A2 的作用下释放出花生四烯酸，继续合成前列腺素等活性物质。

（三）钙离子介导的信号通路

细胞内的钙以结合态与游离态（Ca^{2+}）两种形式存在，其中绝大部分为结合态，主要分布在细胞核、线粒体、内质网/肌质网和质膜中；游离 Ca^{2+} 浓度很低，为 10^{-8} ~ 10^{-7}mol/ L，是胞外钙离子浓度的 $\frac{1}{10^5}$ ~ $\frac{1}{10^4}$。细胞游离 Ca^{2+} 的分布与转移是形成 Ca^{2+} 的信号基础，其信使作用是通过 Ca^{2+} 浓度的升高或降低来实现的。当细胞受到特异性信号刺激后，细胞内钙库（内质网、肌质网等）的钙通道或质膜上的钙通道开放，致使细胞内钙离子浓度在瞬时快速升高，可达 10^{-6}mol/ L，由此产生的钙信号使细胞内某些酶的活性和蛋白质功能发生改变，进而产生细胞效应。

1. 质膜上的钙转移系统

质膜上主要存在 2 个 Ca^{2+} 转移系统。

（1）钙泵　又称 Ca^{2+}-ATP 酶，是一种疏水的膜结合蛋白质，内含钙调蛋白（calmodulin，CaM）结合和激酶磷酸化位点，当结合上 CaM 或被激酶磷酸化后可暴露出活性中心而使钙泵活化。

（2）Na^{2+}/Ca^{2+} 交换器　该交换器主要分布在心肌细胞、神经细胞等可兴奋性细胞膜上，依赖 Na^+/K^+-ATP 酶形成的跨膜 Na^+ 电化学梯度从细胞内排出 Ca^{2+}，维持细胞内 Ca^{2+} 稳态。

2. 内质网/肌质网钙转移系统

在某些类型的细胞中，细胞内膜系统运送 Ca^{2+} 的能力远远超过质膜。

（1）内质网钙泵　内质网/肌质网上的 Ca^{2+} 泵在细胞快速转移 Ca^{2+} 上起主要作用，主要是依赖 CaM 和 cAMP 的蛋白激酶使其活化，快速转移 Ca^{2+} 进入内质网。

（2）线粒体钙转移系统　Ca^{2+} 依靠单向转运体进入线粒体，依赖线粒体呼吸代谢过程中形成的膜内负电位，使带正电荷的 Ca^{2+} 顺电位梯度向线粒体内移动。由于线粒体运输膜面积很大，其对 Ca^{2+} 的运量甚至超过了内质网。当线粒体吸收大量 Ca^{2+} 后，可通过与质膜上相同的 Na^+/Ca^{2+} 交换器缓慢释放出 Ca^{2+}。

3. 钙信号的传递途径

Ca^{2+} 作为细胞内的一种重要第二信使，同样要与其靶分子作用而传递信息，继而产生生理反应。Ca^{2+} 信使的靶分子或受体包括钙结合蛋白和 Ca^{2+} 调节蛋白，活化后可调节细胞收缩、运动、分泌和分裂等重要生理活动。

二、细胞内受体介导的信号转导系统

细胞内受体识别和结合的是能够穿过细胞质膜的小的、脂溶性的信号分子，如类固醇激素、甲状腺素、维生素 D 等。细胞内受体的本质是基因转录调节蛋白，当信号分子未进入细胞内时，受体与抑制性蛋白结合形成复合物，处于非活化状态；当信号分子与受体结合后，其分子构象发生改变，进入功能活化状态，其 DNA 结合区与 DNA 分子上的激素调节元件（hormone regulatory elements，HRE）相结合，通过稳定或干扰转录因子对 DNA 序列的结合，选择性地促进或抑制基因转录。由细胞内受体介导的信号转导反应过程很长，细胞产生效应一般需经历数小时至数日。

（一）甾类激素介导的信号转导途径

甾类激素是一类结构相似的亲脂性的小分子，可通过简单扩散的方式通过细胞质膜进入细胞质，并与其相应的受体结合形成激素-受体复合物，复合物穿过核孔复合体进入细胞核。激素与受体的结合导致受体与其抑制性蛋白结合解离，暴露出 DNA 结合域，与相应的 DNA 结合，调控基因的表达。甾类激素诱导基因表达的调控过程可分为直接活化基因转录的初级反应阶段和延迟基因转录的次级反应阶段，如给果蝇注射蜕皮激素后，5~10min 便可诱导唾液腺染色体上 6 个部位的 RNA 转录，再经过一段时间后至少还有 100 个部位出现 RNA 的转录。

（二） NO 介导的信号转导途径

NO 是一种在体内产生的气体性信号分子，能快速透过细胞膜，作用于相邻细胞，对免疫系统、神经系统和心血管系统等方面起着重要的调节作用。如血管内皮细胞在受到乙酰胆碱信号刺激时，质膜上的乙酰胆碱受体活化，Ca^{2+} 通道开放，细胞内 Ca^{2+} 浓度升高，Ca^{2+} 作为第二信使激活一氧化氮合成酶（NOS），将 L-精氨酸分解成 L-瓜氨酸及 NO，NO 扩散至相邻的平滑肌细胞。NO 的作用主要是激活鸟苷酸环化酶（GC），使细胞内产生大量的 cGMP，cGMP 降低血管平滑肌中 Ca^{2+} 浓度，引起血管平滑肌的舒张，使血管扩张，血流通畅。这就是硝化甘油治疗心绞痛的分子机制。

NO 对机体生理功能的调节具有重要作用，能促进神经递质（如乙酰胆碱、多巴胺）的释放；介导嗅觉、视觉及痛觉的传入，并可能与吗啡耐受有关；NO 还在免疫细胞间发挥信息传递作用，能诱导细胞的死亡和凋亡过程而抗癌。

第三节　细胞信号转导与疾病

信号转导在细胞正常功能与代谢中起着重要作用，但是当其中某一环节发生障碍，必然会造成细胞对外界刺激不能做出正确的反应，导致细胞病变，甚至诱发疾病的产生。

一、信号分子异常与疾病

信号分子异常一方面表现在其量过多或过少，另一方面表现在信号分子的结构或功能异常，如胰岛素生成减少、体内产生抗胰岛素抗体或胰岛素拮抗因子等，均可导致胰岛素相对或绝对不足，引起高血糖。

二、受体异常与疾病

同样，受体异常也表现为受体的数量、结构或调节功能改变，如非胰岛素依赖性糖尿病、家族性肾性尿崩症，其根本原因是由于受体的编码基因突变，致使受体合成减少或结构异常，使细胞对胰岛素/抗利尿激素的敏感性降低，耐受力增强，细胞内信号转导通路不能正常运行，最终导致糖尿病或尿崩症。

三、　G 蛋白异常与疾病

某些原因所致 G 蛋白结构或功能异常，或导致 G 蛋白与 AC 之间信号转导解耦联，均可导致疾病发生。如霍乱弧菌所致的腹泻即与 G 蛋白的异常紧密相关，当霍乱毒素与肠上皮细胞膜受体结合后，可引起 Gs 型 G 蛋白 α 亚基结构改变，丧失 GTP 酶活性，不能水解 GTP 为 GDP，使 G 蛋白的 α 亚单位与 βγ 复合物始终保持激活状态，持续活化下游靶蛋白——AC，使细胞中 cAMP 介导的信号通路持续活化，细胞内外渗透压失去平衡，水分大量溢到肠腔中，引起急性腹泻和脱水。

四、蛋白激酶功能异常与疾病

蛋白激酶是信号转导中的关键酶，蛋白激酶功能异常，会导致底物无法磷酸化或磷酸化增强，这与肿瘤的发生、发展密切相关。某些肿瘤促进剂，如佛波酯作用于细胞时，因其分子结构与 DAG 类似但却难于降解，故在细胞内蓄积并取代 DAG 与 PKC 结合，引起 PKC 长期的和不可逆的激活，从而刺激细胞持续增殖，最终产生肿瘤。

总之，细胞信号转导异常引发疾病的过程，包括胞外信号分子、膜表面或细胞内受体、细胞内信号分子、核内基因调控。也是药物治疗、疾病干预的过程，通过研究信号转导通路中关键分子数量、结构或功能的改变，蛋白质与蛋白质间的互作，可揭示药物干预的靶点，达到预防疾病的目的。

第五章

药物中的化学及应用

第一节　合成抗感染药物的化学及应用

一、磺胺类抗菌药及抗菌增效剂

磺胺类药物（sulfonamides）是一类具有对氨基苯磺酰胺结构的合成抗菌药，通过抑制细菌繁殖而起到抗菌作用。磺胺类药物种类多，从发现、应用到作用机制的阐明用时短，本类药物抗菌谱广，对多种球菌及某些杆菌都有抑制作用，主要用于预防和治疗上呼吸道、泌尿道、肠道、流行性脑脊髓膜等处的细菌性感染疾病。

（一）磺胺类药物的发展

磺胺类药物的发现和应用是药物化学史上的一个重要里程碑，该类药物的发现开创了化学治疗的新纪元，使当时死亡率很高的细菌感染性疾病如脑膜炎、肺炎等得到了很好的控制。磺胺早在 1908 年就已被合成，但当时只是作为合成偶氮染料的中间体，无人注意到其医疗价值。直到 1932 年，德国生物化学家多马克（Domagk）发现百浪多息（prontosil）可使鼠、兔免受链球菌和葡萄球菌的感染，1933 年又报道了用百浪多息治疗由葡萄球菌引起败血症的第一个病例，引起了世界范围的极大兴趣。1939 年多马克获得诺贝尔生理学或医学奖。从此，磺胺类药物的开发一发不可收，至 1946 年，一共合成了 5500 多种磺胺类化合物，筛选出了 20 余种应用于临床。

20 世纪 50 年代后，新型磺胺类药物又开发了出来，药物溶解性增加，抗菌谱广，半衰期长，肾毒性和副作用降低，如磺胺甲噁唑（sulfamethoxazole）。近年来，由于其他抗菌药的发展和抗生素的广泛应用，加之磺胺类药物不能杀灭细菌而只能抑制细菌繁殖，该类药物的临床应用受到很大限制。目前大多数磺胺药已被淘汰，只有少数用于临床，如磺胺甲噁唑、抗菌增效剂甲氧苄啶等。

（二）磺胺类药物的理化性质

1. 性状

磺胺类药物多为白色或淡黄色结晶或结晶性粉末；无臭，几乎无味；难溶于水，易溶于乙醇、丙酮。

2. 灼烧熔融变色

不同的磺胺类药物，以直火加热可熔融，呈现不同的颜色，产生不同的分解产物。如磺胺显紫蓝色，磺胺嘧啶显红棕色，磺胺醋酰显棕色。

3. 酸碱两性

磺胺类药物显酸碱两性，分子中芳伯氨基显弱碱性，磺酰胺基显弱酸性，可溶于酸或碱溶液（氢氧化钠和碳酸钠）中，但其酸性比碳酸的酸性弱。磺胺类药物的钠盐注射液不能与其他酸性注射液配伍使用，也不能长时间暴露于空气中。

（1）芳伯氨基的反应　磺胺类药物一般含有游离的芳伯氨基，可发生重氮化-偶合反应。在酸性溶液中与亚硝酸钠进行重氮化反应生成重氮盐，重氮盐在碱性条件下与 β-萘酚偶合，生成橙红色或猩红色偶氮化合物沉淀。

（2）磺酰胺基的反应　磺胺类药物分子结构中磺酰胺基上的氢原子比较活泼，可被金属（如银、铜、钴等）离子取代，生成不同颜色的金属盐。利用此性质可进行该类药物的鉴别反应，如与硫酸铜作用生成不同颜色的铜盐沉淀：磺胺为绿蓝色—蓝色沉淀，磺胺嘧啶可出现黄绿—青绿—紫灰色沉淀，磺胺甲噁唑钠盐水溶液与硫酸铜生成草绿色沉淀。

（3）苯环上的反应　本类药物分子结构中的苯环因受芳伯氨基的影响，在酸性条件下可发生卤代反应，如易起溴代反应，生成白色或黄白色的溴化物沉淀。

（三）磺胺类药物的作用机制及构效关系

1. 作用机制

磺胺类药物的作用机制有多种学说，其中伍德菲尔德学说（Wood-Fields）已被公认且已被实验证实。该学说认为，磺胺类药物能与细菌生长繁殖所必需的对氨基苯甲酸（p-aminobenzoic acid，PABA）产生竞争性拮抗作用，干扰细菌酶系统对 PABA 的利用，使细菌不能合成二氢叶酸，导致细菌生长受阻，从而产生抑菌作用。同时叶酸又是微生物生长所必需的物质，也是构成体内叶酸辅酶的基本原料，微生物在体内合成叶酸时需要利用 PABA，而对氨基苯磺酰胺的分子大小和电荷分布与 PABA 极为相似，与 PABA 竞争细菌合成叶酸的二氢叶酸合成酶，抑制二氢叶酸合成酶的活性。人体作为微生物的宿主，可以从食物中摄取叶酸，因此，磺胺类药物不会影响人体的正常叶酸代谢。

磺胺类药物抗代谢学说的建立，为药物化学理论研究开辟了新途径，建立了代谢拮抗（metabolic antagonist）创制新药的新方法。磺胺类药物都是对氨基苯磺酰胺衍生物，其结构通式为：

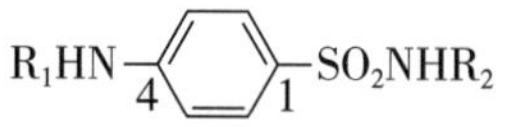

$$R_1HN-\underset{4}{\underline{}}\underset{1}{}-SO_2NHR_2$$

其中，R_1 多为 H，R_2 多为杂环，如嘧啶、异噁唑等；环上取代甲基或甲氧基。

2. 构效关系

磺胺类药物的构效关系如下：

（1）对氨基苯磺酰胺是产生抗菌作用的必需结构，即芳伯氨基与磺酰胺基在苯环上必须处于对位，邻位及间位异构体均无抗菌作用。

（2）苯环被其他环代替或在苯环其他位置上引入基团，均使其抑菌作用降低或完全消失。

（3）磺酰胺基 N_1 单取代化合物多可使抑菌作用增强，而以杂环取代的衍生物，抑菌作用一般较磺胺强，毒性也低。能产生较好药效的杂环为嘧啶、噻唑、异噁唑等。N_1 双取代化合物一般会丧失活性，所以 N_1 上保留一个氢原子是必要的。

（4）N_4 游离氨基有活性，可被已有取代基修饰的氨基取代，但在体内能被水解或还原为氨基时有效，其他基团取代则无效。

（四）抗菌增效剂

抗菌增效剂是指与抗菌药配伍使用后，能增强抗菌药抗菌活性的药物，所产生的治疗作用大于两个药物分别给药的作用总和。目前临床上使用的抗菌增效剂不多，其按增效机制不同可分为三类：①本身具有抗菌活性，与其他抗菌药合用可增强其他抗菌药的抗菌活性，如甲氧苄啶；②本身不具有抗菌活性或抗菌活性很弱，与其他抗菌药合用可增强其他抗菌药的抗菌活性，如棒酸（克拉维酸）；③本身不具有抗菌活性，与其他抗菌药合用时通过影响其代谢可增强其他抗菌药的抗菌活性，如丙磺舒。一般一种增效剂只能对某类特定的药增效。

抗菌增效剂的作用机制是可逆性地抑制二氢叶酸还原酶，使二氢叶酸还原为四氢叶酸的过程受阻，从而影响微生物 DNA、RNA 及蛋白质的合成，使得细菌的代谢受到双重抑制。

二、喹诺酮类抗菌药

喹诺酮类抗菌药是一类新型的合成抗菌药，具有 1,4-二氢-4-氧代吡啶-3-羧酸基本结构，喹诺酮类抗菌药是主要由吡啶酮酸并联苯环、吡啶环或嘧啶环等组成的化合物，按其基本母核结构特征可分为萘啶羧酸类、吡啶并嘧啶羧酸类、喹啉羧酸类。

（一）喹诺酮类抗菌药的发展

自 1962 年萘啶酸（nalidixic acid）问世以来，经 60 余年的发展，已经产生了四代喹诺酮类药物，合成了十万余种化合物，其中十几种成为常用的喹诺酮类药物。喹诺类抗菌药在临床上广泛用于消化系统、呼吸系统及泌尿系统感染等疾病，是一类非常重要的合成抗菌药。

第一代（1962—1969 年）：主要有萘啶酸等。1960 年，在合成抗疟药氯喹的过程中，对氯喹进行结构改造得到了 7-甲基-1-乙基 4-氧代-喹啉-3-羧酸，即萘啶酸，并发现其有抗菌活性，对 G^- 菌有效，但其抗菌谱窄，易产生耐药性、作用时间短、中枢副作用较大，现已被淘汰。

第二代（1970—1977 年）：主要有吡哌酸等。吡哌酸在 1974 年由大冢制药（日本制药公司）开发上市，结构中引进对 DNA 促旋酶有亲和作用的碱性基团哌嗪基，使整个分子的碱性和水溶性增加，抗菌活性增加。吡哌酸除对 G^- 菌有效外，还对 G^+ 菌、铜绿假单胞菌有效，在体内较稳定，不良反应少，药物以原形从尿中排出。第二代药物临床上用于泌尿道感染、肠道感染和耳鼻喉感染。

第三代（1978—1998 年）：主要有诺氟沙星、环丙沙星、氧氟沙星、左氧氟沙星等。这些药物结构中引进 F 元素，抗菌谱进一步扩大、支原体、衣原体和分枝杆菌，活性增强，耐药性低，毒副作用小。第三代药物临床应用从呼吸道感染、皮肤感染扩大到骨关节感染、腹腔感染、胃肠道感染、伤寒、败血症和淋病等，是目前最常用的合成抗菌药。

第四代（1999 年—2008 年）：主要有莫西沙星、加替沙星、司帕沙星等，又称为"新喹诺酮类"。与前三代相比，第四代喹诺酮类药物在抗菌活性、抗菌范围、药动学性质和血浆半衰期上都有明显改变，药动学性质更趋良好，临床适用范围更广，除对革兰氏阴性菌和厌氧菌有强大的抗菌活性外，对结核分枝杆菌、幽门螺杆菌、军团菌等亦有良好活性。

（二）喹诺酮类抗菌药的构效关系及作用机制

综合临床使用的四代喹诺酮类抗菌药，归纳其基本结构通式如下：

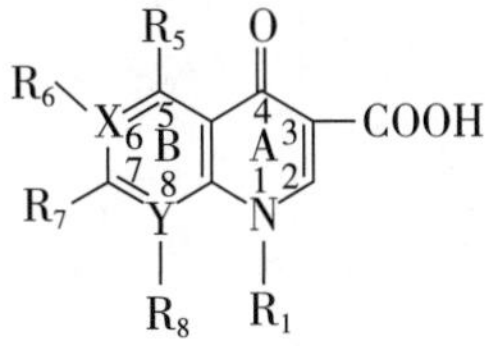

1. 结构与活性的关系

（1）吡啶酮酸环是必需的　该类药物的结构中吡啶酮酸环（A 环）是抗菌作用必需的基本结构，其中，3 位羧基和 4 位酮（羰）基是抗菌活性不可缺少的部分。B 环可作较大改变，可以是苯环、吡啶环或嘧啶环等。

（2）1 位取代　1 位上的取代基对抗菌活性贡献很大，羟基、环羟基取代增加活性，乙基、环丙基、氟乙基取代为佳。

（3）2 位取代　2 位上引入取代基后，活性减弱或消失。

（4）5 位取代　5 位氨基取代抗菌活性最强，其他基团取代活性降低。

（5）6 位取代   6 位引入氟原子可使抗菌活性提高几十倍。这归因于 6 位氟原子的引入可以使药物对 DNA 旋转酶的结合力增加 2~17 倍，对细菌细胞壁的穿透性增加 1~70 倍。

（6）7 位取代   7 位引入五元或六元杂环，如吡咯基、哌嗪基可明显增加抗菌活性，其中以哌嗪基最佳。哌嗪等取代基进一步加强与细菌 DNA 螺旋酶的结合能力，但同时也增加了对 GABA 受体的亲和力，因而产生中枢的副作用。

（7）8 位取代   8 位引入氟原子后，可降低最小抑菌浓度，但氟取代基也使光毒性增强，最可能引起光毒性的是 6,8-二氟喹诺酮；甲氧基（—CH$_3$O）取代后可增强抗厌氧菌活性。

2. 结构与毒性的关系

（1）光毒性   少数喹诺酮类药物对光不稳定，经紫外线照射，药物结构就会发生变化，诱导机体产生自由基，导致皮肤细胞损伤，表现为红斑、水肿、疼痛、脱屑、脱皮、皮疹、水疱和色素沉着，严重者可能被灼伤。这些对光不稳定的喹诺酮类药物以司帕沙星、氟罗沙星、克林沙星的反应为最严重。氟喹诺酮类药物产生光毒性的原因与药物对光不稳定和自身的敏感性有关，故敏感体质者服药后应注意遮光或变换给药时间，如睡前服药。

（2）与金属离子络合   本类药物结构中，3 位羧基和 4 位酮基极易与金属离子，如钙离子、镁离子、铁离子、锌离子等形成螯合物，这样不仅降低了药物的抗菌活性，同时长时间使用也使体内的金属离子流失。由于本类药物可影响软骨发育，因此不宜和富含钙、铁等食物同时服用，孕妇、哺乳期妇女、18 岁以下未成年人及老年人禁用该类药物。

另外，本类药物因含有显酸性的羧基，故在水中溶解度小，在强碱水溶液中有一定溶解度。因此服药期间多饮碱性水以防止产生结晶尿。

3. 作用机制

喹诺酮类药物通过选择性抑制细菌 DNA 促旋酶和拓扑异构酶Ⅳ而发挥抗菌作用，是对人体相对安全的一类合成抗菌药。细菌 DNA 螺旋酶决定细菌的复制、转录等，而拓扑异构酶Ⅳ则影响细菌细胞壁的分裂。喹诺酮类药物抑制上述两种酶，可协同抑制细菌的生长和分裂。

据研究，细菌要存活，其 DNA 必须保持高度卷紧状态，才能容纳在其细胞壁内。当其螺旋酶被药物抑制时，其 DNA 不能卷紧而不被容纳在细胞壁内，于是无法复制、转录，从而引起死亡。

三、抗结核病药

结核病是由结核分枝杆菌感染引起的一种常见的慢性传染病，可累及全身各个器官和组织，以肺结核最为常见，临床表现多呈慢性过程，常有低热、乏力等全身症状和咳嗽、咯血等呼吸系统表现。由于结核分枝杆菌是具有特殊细胞壁的耐酸杆菌，其细胞壁有高度亲水性类脂，对醇（如酒精）、酸、碱和某些消毒剂高度稳定；加上结核分枝杆菌生长周期较一般细菌长，用药周期也长，故容易产生耐药性，临床上以联合用药为主。

用于治疗结核病并防止该病传播、传染的药物称为抗结核病药（antituberculosis drugs）。抗结核病药物按其来源可分为半合成抗生素类抗结核病药（如利福平）和合成抗结核病药（如对氨基水杨酸钠，sodium aminosali-cylate）。

自发现结核分枝杆菌后，人们曾先后试用铜、锰、钙等金属化合物和磺胺、砜类来治疗结核病，但均因效果不佳或毒性太大而逐渐淘汰。直到 1944 年后相继发现链霉素、对氨基水杨酸钠和异烟肼及其衍生物，结核病化学治疗开启了新时期。进入 20 世纪 90 年代，利福平和盐酸乙胺丁醇等具有较强的抗结核分枝杆菌作用的药物又被开发了出来，治疗结核病的化学药物得到了进一步发展。

（一）抗生素类抗结核病药

抗生素类抗结核病药主要有硫酸链霉素（streptomycin sulfate）、利福霉素（rifamy-cin）、紫霉素（viomycin）、卷曲（卷须）霉素（capreomycin）等。硫酸链霉素临床用于各种结核病，尤其对结核性脑膜炎和急性浸润型肺结核有很好的疗效，但是容易产生耐药性。紫霉素对结核菌有效，但毒性比链霉素还大。卷曲（卷须）霉素为活性多肽类抗结核病药，一般与合成抗结核病药，如对氨基水杨酸钠和异烟肼合用，不宜与硫酸链霉素或紫霉素合用。利福霉素口服吸收好，抗结核活性强，对结核分枝杆菌、麻风杆菌和革兰氏染色阳性菌有很强的抑制作用，对耐药性金黄色葡萄球菌也具有很强的抗菌作用。

利福霉素类抗生素是链丝菌发酵产生的一类抗生素，共有 5 个成分，即利福霉素 A、B、C、D、E。它们性质不稳定，目前仅能分离出利福霉素 B，但其抗菌作用很弱。对利福霉素 B 的结构进行改造，经氧化、水解、还原可得到利福霉素 SV（rifamycin SV）。利福霉素 SV 对革兰氏染色阴性菌和结核分枝杆菌的作用比利福霉素 B 强，但口服吸收较差。当利福霉素 SV 与 1-甲基-4-氨基哌嗪成腙时，现在临床上使用的半合成衍生物利福平（rifampin）就产生了，其抗结核活性比利福霉素 SV 强 32 倍。以利福平为基础，进一步合成其新的衍生物，作用较突出的有利福定（rifandin）和利福喷汀（rifapentine）。两者的抗菌谱与利福平相同，但抑菌作用比利福平强。利福定也是我国开发的一种抗结核病药，血药浓度比较高。

下面主要就利福平作一介绍。

利福平（rifampin）

利福平，化学名：3-［［（4-甲基-1-哌嗪基）亚氨基］甲基］-利福霉素，别名甲哌利福霉素。

本品为鲜红或暗红色结晶性粉末；无臭，无味；在氯仿中易溶，在甲醇中溶解，在水中几乎不溶；其1%水混悬液的pH为4.0～6.5。

本品分子结构中含有1,4-萘二酚，水溶液遇光易氧化损失效价，在碱性条件下易被氧化成醌类化合物。本品在强酸性条件下易分解，即其醛缩氨基哌嗪易在 C＝N 处断开，成为缩合前的醛和氨基哌嗪两个化合物；在弱酸性条件下较稳定，故本品酸度应控制在 pH4.0～6.5。

由于利福霉素类抗生素均易被亚硝酸氧化生成醌类化合物，故本品可与亚硝酸钠试液反应，且显橙色—暗红色的变化。这一反应可用于本品的鉴别。

本品体内代谢主要发生在 C-21 位的酯键水解，代谢物仍有活性，但活性降低；代谢物具有色素基团，因而尿液、粪便、唾液、泪液、痰液及汗液常呈橘红色。

本品临床上主要用于肺结核及其他结核病，也可用于麻风病或厌氧菌感染。其与异烟肼、乙胺丁醇合用有协同作用，可延缓耐药性的产生。其在肠道中被迅速吸收，但食物可以干扰吸收，故应空腹服用。

（二）合成抗结核病药

合成抗结核病药主要包括水杨酸类的对氨基水杨酸钠、异烟肼及其与香草醛缩合得到的衍生物异烟腙（isoniazone）、盐酸乙胺丁醇等。

1. 异烟肼

异烟肼（isoniazid）

化学名：4-吡啶甲酰肼，别名雷米封。

本品为无色结晶，白色或类白色的结晶性粉末；无臭；遇光渐变质；在水中易溶，在乙醇中微溶，在乙醚中极微溶解；熔点为170～173℃。

本品含有酰肼基，水溶液露置于日光下或遇热颜色变深，可显黄或红棕色，必须避光保存。同时，本品受光、重金属离子、温度、pH 等因素影响变质后，分解生成异烟酸和游离肼，后者毒性较大，故变质后的异烟肼不可作药使用。

异烟肼口服后迅速被吸收，食物和各种耐酸药物可能会干扰其吸收，因此异烟肼应空腹服用。其主要代谢物为 N-乙酰异烟肼，占服用量的 50%～90%，并随尿排除，但 N-乙酰异烟肼的抗结核作用仅为异烟肼的 1%。

本品合成是以 4-甲基吡啶为原料。4-甲基吡啶与水蒸气在五氧化二矾的催化下，被空气中的氧氧化生成异烟酸，异烟酸再与肼作用得到异烟肼粗品，粗品经精制便可得到异烟肼。

本品具有很强的还原性，与氨制硝酸银试液作用，即被氧化生成异烟酸胺，并生成氮气与金属银，在管壁形成银镜。此反应可作为异烟肼的鉴别反应。

本品可与铜离子、铁离子、锌离子等多种金属离子螯合，形成有色螯合物，使本品溶液变色，如与铜离子在酸性条件下生成单分子螯合物而呈红色。

本品因含有吡啶环，与生物碱沉淀剂可以产生沉淀反应，如与碘化铋钾（酸性）作用生成红棕色沉淀。

本品对结核分枝杆菌具有强大的抑制和杀灭作用，高效、低毒，为抗结核病的首选药物之一，可用于各种结核病，特别适用于结核性脑膜炎。由于单独使用本品易产生耐药性，故常与链霉素、对氨基水杨酸钠合用，既可产生协同作用，又可减少结核病菌的抗药性。

2. 对氨基水杨酸钠

对氨基水杨酸钠（sodium aminosalicylate）

化学名：4-氨基-2-羟基苯甲酸钠二水合物，别名 PAS-Na。

本品为白色或类白色结晶或结晶性粉末；无臭，味甜带咸；在水中易溶，在乙醇中略溶。以间氨基酚为原料，在碳酸氢钠的溶液中，于加热、加压下分次通入二氧化碳气体进行羧化反应可合成本品。本品的原料药及钠盐水溶液露置于日光下或遇热，其颜色变深，可显淡黄、黄或红棕色。

间氨基酚   对氨基水杨酸钠

本品是从抗代谢学说出发发现的一种抗结核病药物，能与对氨基苯甲酸竞争二氢叶酸合成酶，使结核分枝杆菌因蛋白质合成受阻而死亡。本品用于各种结核病，对肠、骨结核及渗出性肺结核有较好疗效，但易产生耐药性，又因在体内吸收和排泄均较快，为保持有效浓度，使用剂量较大。现多与链霉素、异烟肼合用，既可增加疗效，又可减少病菌的抗药性。

3. 盐酸乙胺丁醇

盐酸乙胺丁醇（ethambutol hydrochloride）

化学名：[2R，2 [S-（R∗，R∗）] -R] -（+）2,2'-（1,2-乙二基二亚氨基）-双-1-丁醇二盐酸盐。

本品为白色结晶性粉末；无臭或几乎无臭；略有引湿性；在水中极易溶解，在乙醇中略溶，在三氯甲烷中极微溶解，在乙醚中几乎不溶。

本品含 2 个手性碳，有 3 个旋光异构体，药用品为右旋体，右旋体的活性是内消旋体的 12 倍，是左旋体的 200～500 倍。

本品水溶液中加入氢氧化钠溶液与硫酸铜试液（1∶1），充分摇匀后，生成深蓝色络合物，此反应可用于本品的鉴别。本品水溶液还可与苦味酸试液反应生成苦味酸盐沉淀。

本品的抗菌机制可能与二价金属离子的络合有关，通过干扰多胺（polyamine）及金属离子的功能，干扰细菌 RNA 的合成。本品主要适用于对异烟肼、链霉素有耐药性的结核分枝杆菌引起的各型肺结核及肺外结核，多与异烟肼、链霉素合用，以增强药效并延缓细菌耐药性的产生。

第二节　中枢神经系统药物的化学及应用

一、镇静催眠药

镇静药可使人处于安静或思睡状态，催眠药可引起类似正常的睡眠，两者并没有明显界限，常因剂量不同而产生不同效果——通常小剂量时镇静，较大剂量时催眠，大剂量时则起麻醉、抗惊厥作用，超大剂量时致死。

镇静药和催眠药统称镇静催眠药，长期使用会产生耐受性和依赖性，突然停药时会引起戒断综合征。多数镇静催眠药属于国家特殊管理的第二类精神药品，因此该药的处方使用、保管必须严加管理，临床应用时要严格控制药量，避免长期应用。

镇静催眠药可按化学结构分为三类：巴比妥类（第一代），苯二氮䓬类（第二代），其他类（第三代）。

（一）巴比妥类药物

1. 基本结构

巴比妥类药物是巴比妥酸的衍生物，巴比妥酸是由丙二酸二乙酯和尿素缩合而成的环状酰脲，又称丙二酰脲。巴比妥酸本身并无活性，只是 5 位次甲基上的两个氢原子被其他基团取代后才呈现活性。1903 年费希尔（Ronald Aylmer Fisher，R. A. Fisher）等确证了巴比妥类药物的药效后，相继合成了一系列巴比妥类镇静催眠药。

根据巴比妥酸 5 位亚（次）甲基上的两个氢原子被取代的基团不同，此类药物分为长效（6~8h）、中效（4~6h）、短效（1~4h）超短效（0.25~1h）4 种类型，见表 5-1。

表 5-1　　　　　　　　巴比妥类药物的 pK_a 和未解离百分率

名称	pK_a	未解离百分率/%	作用特点
巴比妥酸	4.12	0.052	无效
5-苯巴比妥酸	3.75	0.022	无效

续表

名称	pK_a	未解离百分率/%	作用特点
苯巴比妥	7.29	43.70	长效
异戊巴比妥	7.9	75.97	中效
戊巴比妥	8.0	79.92	短效
海索巴比妥	8.40	90.91	超短效

注：pK_a为酸性解离常数。

2. 构效关系

巴比妥类药物镇静催眠作用的强弱和起效快慢取决于药物的解离常数和脂水分配系数，作用时间的长短则与药物在体内的代谢难易有关。

（1）解离常数对药物的影响

$$AB \longleftrightarrow A^+ + B^-$$

分子型（透过生物膜）$\longleftrightarrow$离子型（转运、发挥药效）

药物通常以分子形式透过生物膜（脂），以离子形式发挥药效，这就要求药物应当具有合适的解离度。巴比妥类药物解离常数不同，透过细胞膜和血脑屏障进入脑内的药物量也有差异，因此镇静催眠作用的强弱和作用时间的快慢也就不同。巴比妥酸衍生物解离常数与其5位上的取代基数目有关，巴比妥酸（无取代基）和5-苯巴比妥酸（只有一个取代基），在生理pH条件下几乎全部被电离，以离子状态存在，不能透过生物膜和血脑屏障，无镇静作用。因此，巴比妥类药物必须5位双取代才有效。

（2）脂水分配系数对药物的影响　药物具有水溶性才能转运、扩散至血液、体液，具有脂溶性才能通过脂质双分子层，到达作用部位，故药物必须有适当的脂水分配系数。不同位置的不同取代基对脂水分配系数的影响不同。

①2位碳上氧原子以硫原子代替（如硫喷妥钠），脂溶性增加，起效快；同时也易于再分布到其他组织，持续作用时间短。若为2,4-二硫或2,4,6-三硫代物，则作用降低或消失。

②3位N上引入甲基（如海索巴比妥），增加脂溶性，降低酸性，故起效快；若两个N上均引入烷基，则转为惊厥作用。

③5位上需有两个亲脂性取代基，且取代基的碳原子总数为4~10，最好是7~8。

（3）药物在体内代谢的难易对作用时间的影响　巴比妥酸5位上的取代基的氧化反应是代谢的主要途径：

①为饱和直链烷烃或芳烃时，在体内不易氧化，则作用时间长，如苯巴比妥为长效巴比妥。

②为支链烷烃或不饱和烃基时，在体内易氧化，则作用时间短，如异戊巴比妥和司可巴比妥分别为中效和短效巴比妥。

3. 一般性质

巴比妥类药物一般为白色结晶或结晶性粉末；加热多能升华；不溶于水，易溶于乙醇及有机溶剂；含硫巴比妥类药物，有不适臭味。

（1）弱酸性 巴比妥类药物结构存在互变异构现象，即丙二酰脲的内酰胺（酮式）和内酰亚胺醇（烯醇式）互变异构，故显弱酸性；能溶于氢氧化钠或碳酸钠溶液中形成钠盐，但不溶于碳酸氢钠溶液，故可利用此性质，采用酸碱滴定法测定其含量。巴比妥类药物钠盐易溶于水，可作注射用药。

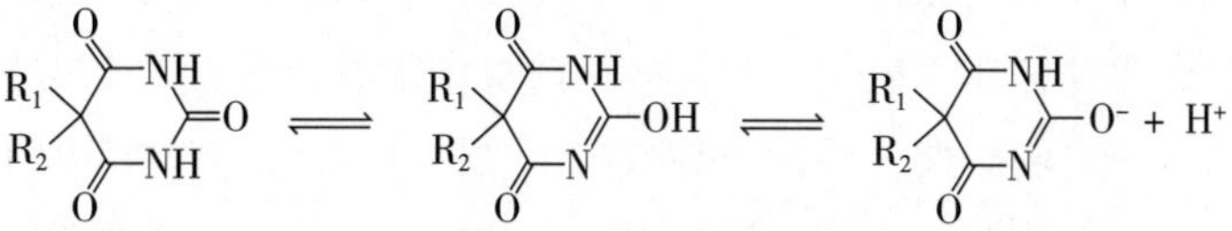

巴比妥类药物的互变异构现象

巴比妥类药物的酸性比碳酸酸性弱。其钠盐水溶液与酸性药物接触或吸收空气中的 CO_2，可析出该药物，使溶液浑浊，故本类药物钠盐注射液不能与酸性药物配伍使用或暴露于空气中。

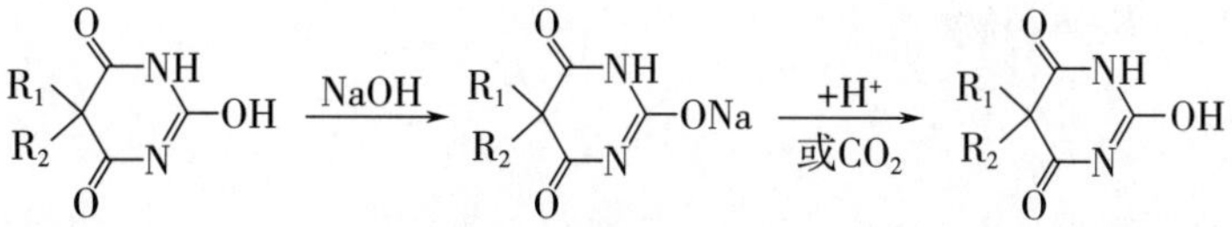

巴比妥类药物的析出

（2）水解性 巴比妥类药物中的内酰脲结构使其具有水解性，随着温度和 pH 的升高，其水解速度加快。其钠盐水溶液室温放置即可水解，钠盐在吸湿的情况下也能水解成无效的物质。因此巴比妥类药物钠盐注射液须制成粉针剂，临用时配制。

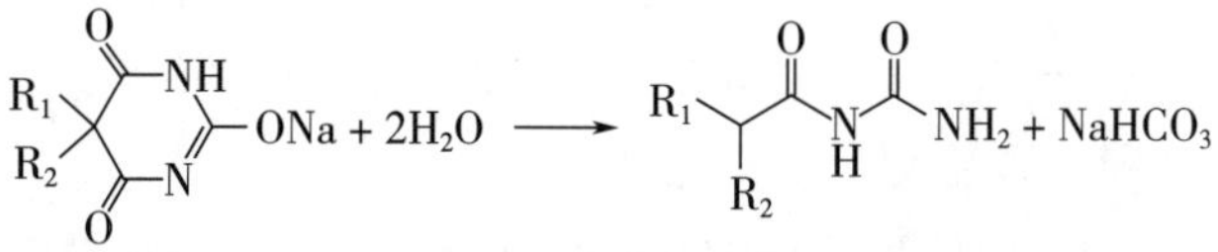

巴比妥类药物钠盐的水解

（3）与金属离子反应 巴比妥类药物具有丙二酰脲结构，可用丙二酰脲类药物的一般鉴别实验进行鉴别。

①与吡啶和硫酸铜试液作用，生成紫蓝色的络合物。吡啶和硫酸铜试液与含硫的巴比妥显绿色，可用于区别含硫的巴比妥类药物，类似双缩脲反应。

②在碳酸钠溶液中与硝酸银作用，加入少量硝酸银试液，生成一银盐，生成的一银盐可溶于 $NaHCO_3$，形成可溶性的银钠盐；加入过量的硝酸银试液，可生成白色不溶的二银盐沉淀。

4. 典型药物

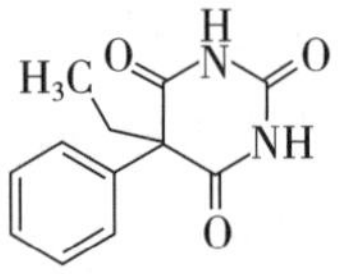

苯巴比妥（phenobarbital）

化学名：5-乙基-5-苯基-2,4,6-（1H，3H，5H）嘧啶三酮，又名鲁米那。

本品为白色有光泽的结晶性粉末；无臭，味微苦；在乙醇或乙醚中溶解，在氯仿中略溶，在水中极微溶解，在氢氧化钠或碳酸钠溶液中溶解；熔点为 174.5~178℃。

本品饱和水溶液呈弱酸性，酸性比碳酸弱，其钠盐水溶液在空气中不稳定，易吸收二氧化碳而析出苯巴比妥沉淀使溶液变浑浊，因此要现用现配。苯巴比妥钠遇酸可析出苯巴比妥沉淀，使溶液变浑浊，因此苯巴比妥钠注射液也不能与酸性药物配伍使用。

本品具有镇静催眠和抗惊厥作用，临床上用于治疗焦虑、失眠，也可治疗惊厥及癫痫大发作。本品主要副作用为用药后有头晕和困倦等后遗效应，久用会产生耐受性和依赖性，多次连用会出现蓄积中毒以及呼吸抑制等症状。

（二）苯二氮䓬类药物

1. 概述

苯二氮䓬类药物为近 50 余年来发展起来的一类镇静、催眠、抗焦虑药，其同时还有中枢性肌肉松弛、抗惊厥作用。由于其具有较好的抗焦虑和镇静催眠作用，且安全范围大、毒副作用小，目前已基本取代传统的巴比妥类药物而成为镇静、催眠、抗焦虑的首选药物。

氯氮䓬（又名利眠宁）是第一个用于临床治疗失眠的药物。此后，人们进一步研究发现氯氮䓬分子中的肼基及氮上的氧并非生理活性所必需的，于是对分子中的活性基团进行拼环等改造，开发出了副作用更小、在体内更稳定的苯二氮䓬类药物地西泮（diazepam，安定），是目前临床上的常用药物。

目前临床上有许多地西泮的同类型物和类似物，常用的镇静催眠药物有氯硝西泮、奥沙西泮、艾司唑仑、阿普唑仑、三唑仑等。

2. 构效关系

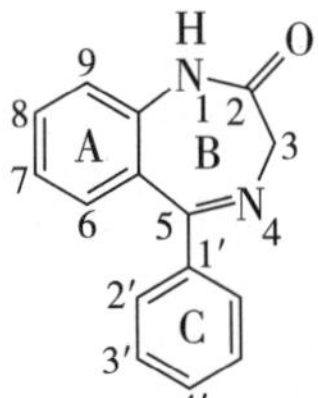

利眠宁（chlordiazepoxide）

（1）A环　A环7位引入吸电子取代基，活性增强，如氟硝西泮，活性顺序为—NO_3>—CF_3>—Br>—Cl；在6，8或9位引入这些取代基则活性降低；苯环被其他芳杂环，如噻吩、吡啶等取代，仍有较好活性，其他芳杂环活性下降。

（2）B环　B环是活性必需结构：1位N上可以引入甲基、二乙胺乙基等基团；2位羰基氧以硫取代，或变为甲氨基，活性下降；3位引入羟基，作用强度相同，副作用低，如奥沙西泮、替马西泮；在4，5位上并入四氢噁唑环可增加药物稳定性；5位苯环专属性很高，代以其他基团则活性降低；1，2位或4，5位并入杂环可提高活性。

（3）C环　C环是活性必需结构：2′位引入吸电子基，活性增强，副作用减小。活性顺序为—Cl>—F>—Br>—NO_2>—CF_3>—H；其他取代基引入2′，3′或4′位，均使活性降低。

3. 作用机制

苯二氮䓬类药物为苯二氮䓬类受体激动剂，苯二氮䓬受体与GABA（γ-氨基丁酸）受体复合，产生中枢抑制作用。药物占据受体时，形成了复合物，增加了受体与GABA的亲和力，增加了GABA的作用，从而产生镇静、催眠、抗焦虑、抗惊厥的作用。

氟马西尼（flumazenil）为苯二氮䓬类药物拮抗剂，能与苯二氮䓬类受体结合，阻断苯二氮䓬类药物的所有药理作用。氟马西尼临床用于苯二氮䓬类药物过量或中毒的治疗及麻醉解除，单独使用无活性。

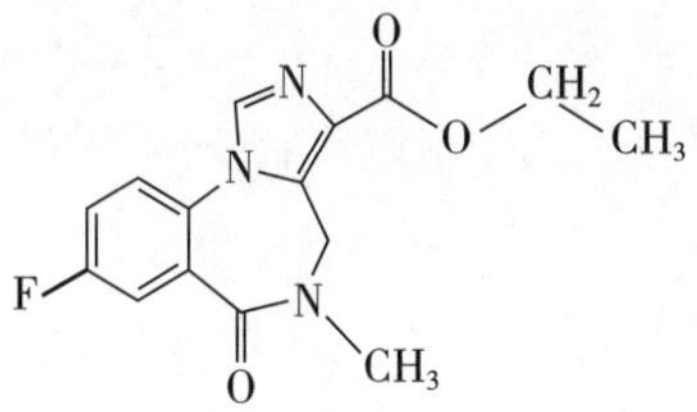

氟马西尼（flumazenil）

4. 典型药物

（1）地西泮

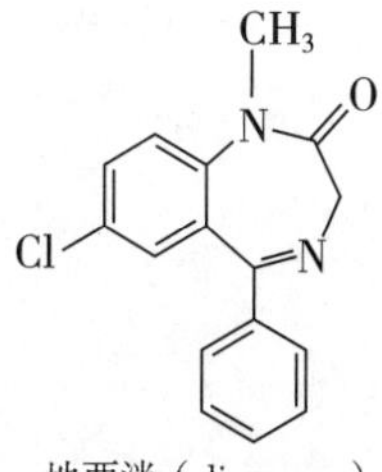

地西泮（diazepam）

化学名：1-甲基-5-苯基-7-氯 1,3-二氢-2*H*-1,4-苯并二氮杂䓬-2-酮，又名安定。

本品为白色或类白色结晶性粉末；无臭，味微苦；易溶于三氯甲烷、丙酮，可溶于乙醇，几乎不溶于水。

本品溶于硫酸，在紫外光灯（365nm）下检视，显黄绿色荧光；溶于稀盐酸，加碘化铋钾试剂，即产生橙红色沉淀，放置颜色加深。

本品具有抗焦虑、镇静、催眠、抗癫痫等作用，临床用于治疗焦虑症、失眠及各种神经症。口服后，药物在胃酸作用下，4，5位水解开环；开环后，化学物进入碱性的肠道后又闭环成原药。因此，4，5位开环反应是可逆的，不影响药物的生物利用度。

地西泮体内代谢在肝脏内进行，代谢途径为 N-1 位去甲基，C-3 位羟基化，代谢产物仍有活性，且毒性降低，被开发成药物使用，即为替马西泮、奥沙西泮。这两个药物的催眠作用较弱、副作用较小、半衰期较短，适宜老年人和肝肾功能不良者使用。

（2）奥沙西泮

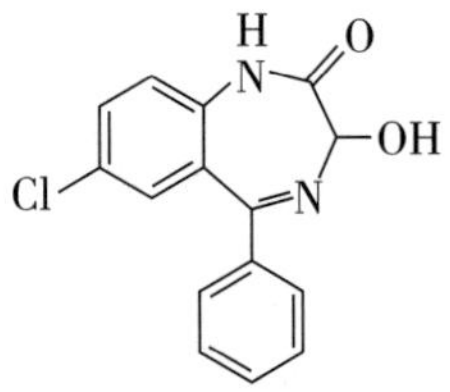

奥沙西泮（oxazepam）

化学名：5-苯基-3-羟基-7-氯-1,3-二氢-2H-1,4-苯并二氮杂䓬-2-酮，又名去甲羟安定、舒宁。

本品为白色或类白色结晶性粉末；几乎无臭；在乙醇、三氯甲烷或丙酮中微溶，在乙醚中极微溶解，在水中几乎不溶；熔点为 198~202℃，熔融的同时分解。

本品在酸或碱中加热水解，生成的水解产物 2-苯甲酰基-4-氯胺可发生重氮化-偶合反应。

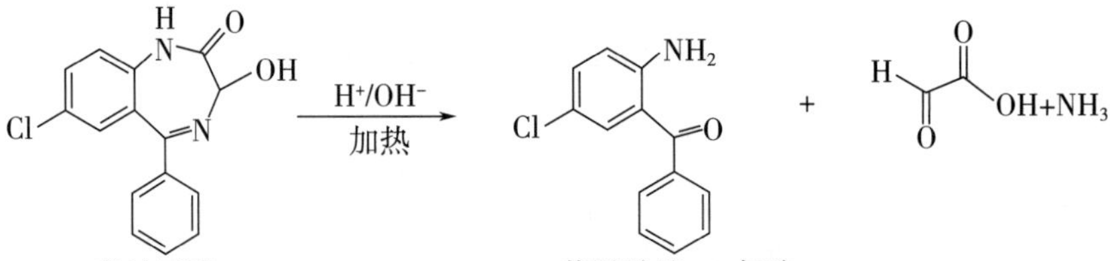

奥沙西泮   2-苯甲酰基-4-氯胺

本品的药理作用与地西泮相似但较弱，副作用较少。临床用于焦虑症以及失眠和癫痫的辅助治疗。

（3）艾司唑仑

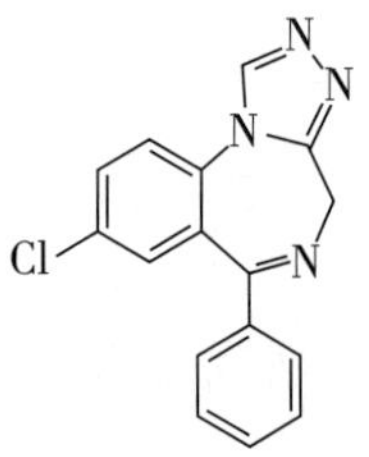

艾司唑仑（estazolam）

化学名：6-苯基-8-氯-4H-［1,2,4］-三氮唑［4,3-α］［1,4］苯并二氮杂䓬，又名舒乐安定。

本品为白色或类白色的结晶性粉末；无臭，味微苦；在醋酐或氯仿中易溶，在甲醇中溶解，在醋酸乙酯或乙醇中略溶，在水中几乎不溶；熔点为229~232℃。

本品在稀盐酸溶液中加热煮沸，放冷后能发生重氮化-偶合反应。

本品为强力安眠镇定用药，致眠效果是安定的50~100倍。每次用药0.25~0.5mg，可持续6个小时以上。本品临床用于失眠、紧张、焦虑及癫痫发作等。

（4）阿普唑仑和三唑仑

阿普唑仑（alprazolam）　　　　　三唑仑（triazolam）

阿普唑仑与地西泮药理作用相似，抗焦虑作用比地西泮强10倍，主要用于治疗焦虑。三唑仑，又名海乐神，是常用的有效催眠药之一，也可用于焦虑及神经紧张等。三唑仑没有任何味道，见效迅速，属于我国严格管制的一类精神药品。

二、抗癫痫药

（一）概述

癫痫，即俗称的"羊角风"或"羊癫风"，是大脑局部神经元过度兴奋，产生阵发性放电所导致的慢性、反复性和突发性的大脑功能障碍的一种疾病。癫痫是由遗传因素、脑部疾病、全身或系统性疾病等引起的，临床表现为发作性运动，感觉、自主神经、意识及精神障碍。

抗癫痫药（antiepileptic drugs）可抑制大脑神经的兴奋性，用于防止和控制癫痫的发作。抗癫痫药的作用方式可通过两种方式实现：一是抑制中枢病灶神经元过度放电；二是提高正常脑组织的兴奋阈，从而减弱来自病灶的兴奋扩散，遏制异常放电。

理想的抗癫痫药应该对各种类型的癫痫发作都高度有效，用药后起效快、持效长、不复发，且在治疗剂量下可以完全控制癫痫的发作而不产生镇静或其他中枢神经系统的毒副作用。但抗癫痫药发展较慢，自1912年发现苯巴比妥后，直到1938年才发现苯妥英，这两种传统药物至今仍在使用；1964年又发现了丙戊酸钠。近20余年，又合成了很多新的药物，但仍停留在对症治疗水平，病人需要长期服用抗癫痫药控制症状。

抗癫痫病药物主要有：①巴比妥类及其同型物——苯巴比妥、苯妥英（Ⅰ）、扑米酮。②苯并二氮杂䓬类——地西泮、氯硝西泮。③二苯并氮杂䓬类—卡马西平（Ⅱ）、奥卡西平。④脂肪羧酸类——丙戊酸钠（Ⅱ）。⑤噁唑烷酮类——三甲双酮。⑥丁二酰亚胺类——苯琥胺、甲琥胺、乙琥胺。

（二）典型药物

1. 苯妥英钠

苯妥英钠（phenytoin sodium）

化学名：5,5-二苯基-2,4-咪唑烷二酮钠盐，又名大伦丁钠。

本品为白色粉末；无臭，味苦；易溶于水，溶于乙醇，几乎不溶于乙醚或三氯甲烷；微有引湿性。

本品水溶液呈碱性，在空气中渐渐吸收 CO_2，析出苯妥英，水溶液变浑浊，故本品及其水溶液都要密闭保存或现配现用。

苯妥英钠 + CO_2 + H_2O → 苯妥英 + $NaHCO_3$

本品分子中含有环状酰脲结构，与碱共热易水解，生成二苯基脲基乙酸，最后生成二苯基氨基乙酸并放出 NH_3，可用于鉴别苯妥英钠。

苯妥英钠　二苯基脲基乙酸　二苯基氨基乙酸 + $NH_3\uparrow$

本品水溶液加氯化汞试液，可产生不溶于氨溶液的白色汞盐沉淀。

苯妥英钠水溶液 $\xrightarrow{HgCl_2}$

苯妥英钠在肝脏被肝微粒体酶代谢，主要代谢产物为苯环对位羟基化的产物，没有活性。其代谢具"饱和代谢动力学"的特点，在短期内反复使用或用量过大，可使代谢酶饱和，代谢速度将显著减慢，易产生毒性反应。因患者个体差异大，需监测血药浓度来决定其每日的给药次数和用量。

本品具有抗癫痫和抗心律失常作用，对癫痫大发作效果好；也可用于三叉神经痛及某些类型的心律不齐。使用本品后，较常见的不良反应有行为改变、笨拙或步态不稳、思维混乱、发音不清、手抖神经质或烦躁易怒，对血象、肝功能及血钙等均有影响。

2. 卡马西平

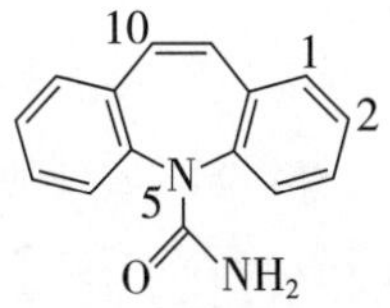

卡马西平（carbamazepine）

化学名：5H-二苯并［b，f］氮杂䓬-5-甲酰胺。

本品为白色或类白色的结晶性粉末；几乎无臭；易溶于三氯甲烷，略溶于乙醇，几乎不溶于水或乙醚。

本品在干燥环境状态和室温下较稳定，片剂在潮湿的环境中会生成二水合物，导致表面硬化，溶解和吸收困难，药效降低。本品长时间光照，固体表面变橙色，部分生成二聚体和 10，11-环氧化物，故需避光密闭保存。

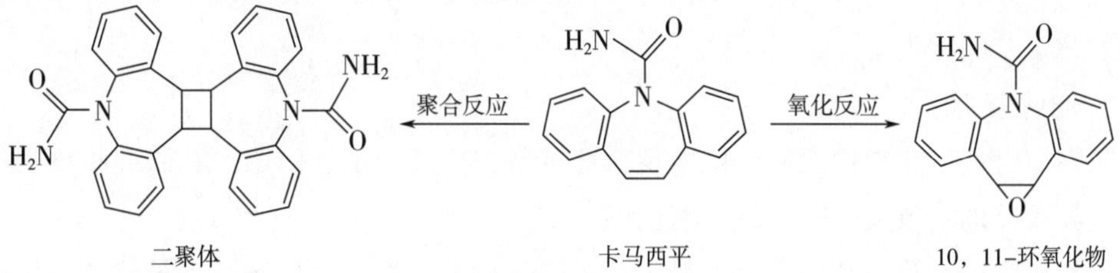

二聚体　　　　　　　　卡马西平　　　　　　10，11-环氧化物

本品较常见的不良反应为视物模糊、复视、眼球震颤等中枢神经系统反应，以及头晕、乏力、恶心、呕吐等，对血象、肝功能等也有影响。

本品临床上用于癫痫大发作和综合性局灶性发作的治疗。

3. 丙戊酸钠

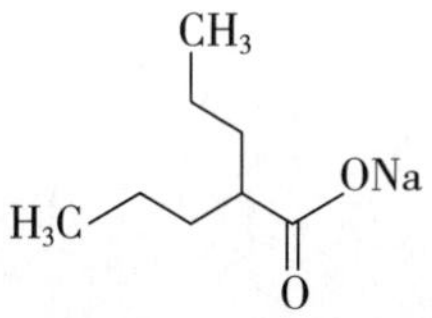

丙戊酸钠（sodium valproate）

化学名：2-丙基戊酸钠。

本品为白色或类白色晶体性粉末或颗粒；极易溶于水，易溶于乙醇、甲醇，几乎不溶于丙酮；具有较强的吸湿性。

本品为广谱抗癫痫药，临床上主要用于单纯或复杂失神发作、癫痫大发作的治疗。

三、抗精神失常药

精神失常是由多种原因引起的精神活动障碍的一类疾病。抗精神病药对神经活动具有较强的选择性抑制，可在不影响意识清醒的条件下，控制兴奋、躁动、妄想、幻觉、情感淡漠和思维贫乏等症状。

按照是否易发生锥体外系反应，可将抗精神病药分为经典的抗精神病药和非经典的抗精神病药。根据药物的主要适应证，可将抗精神病药分为抗精神病药（主要治疗精神分裂症，故又称抗精神分裂症药、强安定药）、抗抑郁药、抗焦虑药（催眠镇静药）及抗躁狂药。

（一）经典的抗精神病药

精神分裂症是脑内多巴胺（DA）神经系统的功能亢进，使脑部多巴胺过量所致，或者是体内多巴胺受体超敏所致。药物的抗精神分裂症作用主要与阻断多巴胺受体有关。抗精神病作用是药物的选择性对抗和治疗，而不是镇静作用，但此类药物具有不同程度的镇静作用，长期应用一般不产生成瘾性。

经典的抗精神病药按照结构不同可分为吩噻嗪类、丁酰苯类、硫杂蒽类、苯甲酰胺类和二苯丁基哌啶类等。

1. 吩噻嗪类

早在 20 世纪 40 年代人们就已发现某些抗组胺药具有镇静作用，在研究吩噻嗪类抗组胺药异丙嗪的构效关系时发现了氯丙嗪。

盐酸氯丙嗪是第一个用于治疗精神病的吩噻嗪类药物，盐酸氯丙嗪虽然具有较好的疗效，但其毒性和副作用也较大，为了寻找毒副作用小、疗效好的新药，对盐酸氯丙嗪进行了一系列的结构改造，得到了三氟丙嗪、奋乃静等抗精神病药。

下面主要介绍盐酸氯丙嗪。

盐酸氯丙嗪（chlorpromazine hydrochloride）

化学名：N,N-二甲基-2-氯-10H-吩噻嗪-10-丙胺盐酸盐，又名冬眠灵。

本品为白色或乳白色结晶性粉末；有微臭，味极苦；有引湿性；易溶于水、乙醇或氯仿，不溶于乙醚或苯；遇光渐变色。

本品水溶液呈酸性，注射液的 pH 为 3.0~5.0，遇碱会析出氯丙嗪沉淀，故不宜与碱性药物配伍使用。本品分子中吩噻嗪母核易氧化，在空气或日光中放置渐变红色，故制剂时需采用防氧化措施，如加连二亚硫酸钠、亚硫酸氢钠或维生素 C 等抗氧剂。

本品注射剂在日光下易变质，pH 下降；而且部分病人用药后在日光下会发生严重的光毒性反应，主要副作用有口干、视物不清、上腹部不适、乏力、嗜睡、便秘等。本品对肝功能有一定影响，长期使用可引起锥体外系反应。对产生光毒性反应的病人，在服药期间要避免阳光的过度照射。

本品为多巴胺受体拮抗剂，临床用于精神分裂症和躁狂症的治疗，大剂量时可用于镇吐、强化麻醉及人工冬眠。

对盐酸氯丙嗪进行结构改造，可得到三氟丙嗪、三氟拉嗪、奋乃静、氟奋乃静等丙嗪类抗精神病药。

三氟丙嗪作用与氯丙嗪相似，抗精神病作用较氯丙嗪强。三氟拉嗪抗精神病作用和催吐作用比氯丙嗪强，作用快而持久。奋乃静作用与氯丙嗪相似，镇吐作用较强、镇静作用较弱、毒性较低。氟奋乃静抗精神病作用比奋乃静强，且更持久，镇静、催吐作用微弱。

将吩噻嗪类侧链含有羟基的药物与长链脂肪酸成酯，改变药物脂溶性，可延长药物作用时间，成为长效的抗精神病药，如氟奋乃静庚酸酯、葵氟奋乃静等。

2. 丁酰苯类

通过对 4-苯基哌啶类化合物进行系统的研究，合成了许多 N-取代的衍生物，当用丙酰苯基代替哌替啶氮上的甲基后，发现该类似物镇痛效果较吗啡强 100 倍；延长丙酰基得到丁酰苯基化合物，其镇痛效果仍比吗啡强，但该化合物还有类似氯丙嗪的作用。当用简单的—OH 代替羧酸酯基后，发现化合物的阿片样作用消失，而抗精神病活性增强，和氯丙嗪相比无论在活性还是强度上均相当。

氟哌啶醇是最早用于临床的丁酰苯类药物，药理作用类似吩噻嗪类抗精神病药物，但无吩噻嗪类药物的毒性反应，对躁狂症和忧郁症都有效，副作用以锥体外系反应最多见。

氟哌啶醇（haloperidol）

氟哌啶醇，化学名：1-（4-氟苯基）-4-［4-（4-氯苯基）-4-羟基-1-哌啶基］-1-丁酮。

本品为白色或类白色结晶性粉末；无臭无味；几乎不溶于水，微溶于乙醚，溶于三氯甲烷，略溶于乙醇；本品的熔点为 149~153℃。

本品是最早用于临床的丁酰苯类药物，临床用于精神分裂症、躁狂症的治疗。对氟哌啶醇进行结构改造，得到了一些丁酰苯类抗精神病药，如三氟哌多、氟哌利多等。

三氟哌多药理作用同氟哌啶醇，但作用快而强；氟哌利多药理作用也同氟哌啶醇，体内代谢快，作用维持时间短。

3. 硫杂蒽类

将吩噻嗪类药物 10 位氮原子以碳原子替代，并通过双键与碱性侧链相连，得到硫杂蒽类抗精神病药，如氯普噻吨等。

氯普噻吨（chlorprothixene）   氟哌噻吨（flupentixol）

氯普噻吨药理作用与氯丙嗪类似，较氯丙嗪弱，镇静作用较强，副作用比氯丙嗪小，用于精神分裂症和神经官能症的治疗。

氟哌噻吨具有较强的抗精神病作用，比氯普噻吨强 4~8 倍，而镇静作用较弱，同时还有抗焦虑、抗抑郁作用。其适用于急、慢性精神分裂症、忧郁症及忧郁性神经官能症，有首过效应。

4. 苯甲酰胺类

舒必利（sulpiride）

化学名：N-［（1-乙基-2-吡咯烷基）-甲基］-2-甲氧基-5-（氨基磺酰基）-苯甲酰胺。

本品为白色或类白色结晶性粉末；无臭，味微苦；几乎不溶于水，微溶于乙醇或丙酮，极微溶于三氯甲烷。

本品结构中有手性碳，故具有光学异构体，左旋体 S-（-）具有抗精神病活性，临床上使用外消旋体。本品很少有锥体外系副作用，止吐作用是氯丙嗪的 166 倍。

本品用于精神分裂症及焦虑性神经官能症的治疗，也可用于止吐。

5. 二苯丁基哌啶类

匹莫齐特（pimozide）   五氟利多（penfluridol）

匹莫齐特、五氟利多均为长效抗精神病药。前者对急性精神分裂症有效，后者药理作用与氟哌啶醇类似，抗精神病作用起效慢、持续时间久。

（二）非经典的抗精神病药

20世纪60年代氯氮平用于抗精神分裂症，其作用机制与经典的抗精神病药物不同，锥体外系反应及迟发性运动障碍等毒副作用较轻，对多巴胺受体和5-羟色胺受体具有双向调节作用，为区别于经典的抗精神病药物，称之为非经典的抗精神病药，又称第二代抗精神病药。对氯氮平进行结构改造，又得到了奥氮平和利培酮等非经典的抗精神病药。

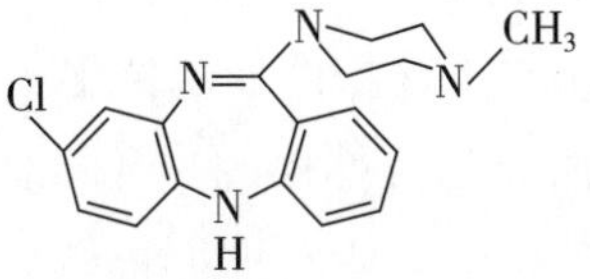

氯氮平（clozapine）

氯氮平，化学名：8-氯-11（4-甲基-1-哌嗪基）-5H-二苯并［b，e］［1，4］二氮杂䓬。

本品为淡黄色结晶性粉末；无臭，无味；在氯仿中易溶，在乙醇中溶解，在水中几乎不溶。本品特异性地作用于中脑皮层的多巴胺神经元，与多巴胺受体-D_2，结合率约为50%，比一般经典抗精神病药物低；但氯氮平与多巴胺受体-D_1的结合比任何抗精神病药物都高，而且很少产生锥体外系副作用。

本品不仅对精神病阳性症状（幻觉、妄想等）有效，对阴性症状（思维贫乏、情感冷漠等）也有一定效果，适用于急性与慢性精神分裂症的各个亚型，也可以减轻与精神分裂症有关的情感症状（如抑郁、负罪感、焦虑）。对一些用传统抗精神病药治疗无效或疗效不好的病人，改用本品可能有效。本品也用于治疗躁狂症或其他精神病性障碍的兴奋躁动和幻觉妄想。

（三）抗抑郁药

抑郁症是以情绪异常低落、悲观厌世为主要临床表现的精神疾患，常有强烈的自杀倾向，伴有自主神经或躯体性伴随症状。抗抑郁药按作用机制可分为去甲肾上腺素再摄取抑制剂和选择性5-羟色胺再摄取抑制剂。

1. 去甲肾上腺素再摄取抑制剂

去甲肾上腺素再摄取抑制剂多为三环类化合物，通过选择性抑制中枢神经突触前膜对去甲肾上腺素再摄取，增强中枢神经系统去甲肾上腺素的功能，从而起到抗抑郁的作用。丙咪嗪是最早用于忧郁症治疗的药物。通过对丙咪嗪进行结构改造，得到阿米替林、氯米帕明、多塞平等药物。

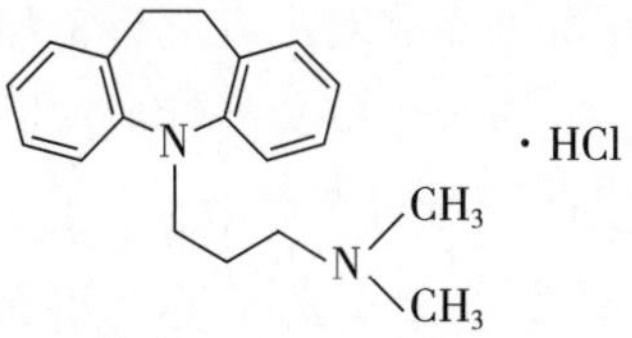

盐酸丙米嗪（imipramine hydrohlorde）

盐酸丙米嗪，化学名：N,N-二甲基-10,11-二氢-5H-二苯并［b，f］氮杂䓬-5-丙胺盐酸盐。

本品为白色或类白色结晶性粉末；无臭或几乎无臭；易溶于水、乙醇、三氯甲烷，几乎不溶于乙醚。本品遇光渐变色，因此应密闭避光保存。

本品有较强的振奋作用，用于治疗内源性抑郁症、反应性抑郁症及更年期抑郁症、小儿遗尿等。

2. 选择性5-羟色胺再摄取抑制剂

选择性5-羟色胺再摄取抑制剂可选择性抑制突触前膜对5-羟色胺再摄取，提高突触间隙中5-羟色胺的浓度，从而起到抗抑郁的作用。此类药物具有口服吸收好、生物利用度高、耐受性好等优点，疗效与三环类抗抑郁药物相当，不良反应较三环类药物少，较少有心脏毒性，现已成为临床主要应用的抗抑郁药。氟西汀、氟伏沙明、帕罗西汀、西酞普兰、舍曲林是5种常用的抗抑郁药。

盐酸氟西汀（fluoxetine hydrochloride）

盐酸氟西汀，化学名：N-甲基-3-苯基-3-（4-三氟甲基苯氧基）丙胺盐酸盐。

本品为白色或类白色结晶性粉末；微溶于水，易溶于甲醇。

盐酸氟西汀的结构中有手性碳原子，具有一对光学异构体，其中S-异构体的活性较强。临床使用其外消旋体，通过拆分可降低毒性和副作用，安全性更高，可治疗各类抑郁症、强迫症、神经厌食症。本品在胃肠道吸收，在肝脏代谢成活性的去甲氟西汀，在肾脏消除。

第三节　镇痛药和镇咳祛痰药物的化学及应用

一、镇痛药

疼痛是作用于身体的伤害性刺激在脑内的反映，是一种保护性警觉机能，也是许多疾病的常见症状。剧烈疼痛不仅使患者感觉痛苦，引起血压降低，呼吸衰竭，甚至导致休克而危及生命，所以在很多情况下需要对患者进行镇痛治疗。

镇痛药是作用于神经系统，对痛觉中枢选择性地抑制，使疼痛减轻或消除的一类药物。其作用机制是作用于阿片受体，抑制痛觉中枢，并产生其他中枢神经方面的作用，如麻醉作用和呼吸抑制作用等。所以镇痛药又称为麻醉性镇痛药（不同于全身麻醉药），不影响意识、触觉、听觉，不干扰神经冲动的传导。

　　另一类常用于镇痛的药物是非甾体抗炎药，其作用机制是抑制前列腺素的生物合成过程，临床上主要用于外周性的钝痛，如肌肉痛、关节痛、牙痛等的止痛。非甾体抗炎药与镇痛药有很大的区别，不易产生耐受性及成瘾性。

　　镇痛药按照结构和来源分为吗啡生物碱及其衍生物和合成镇痛药。

（一）吗啡生物碱及其衍生物

　　阿片是罂粟科植物罂粟（papaver somniferum）未成熟果实的浆汁，具有镇痛止咳作用，为最早应用的镇痛药。阿片中含生物碱至少 25 种，其中吗啡的含量最高（20%），为主要镇痛成分。从植物罂粟的蒴果浓缩物即阿片中可提取得到粗品吗啡，经精制后成盐酸盐，作药用。

　　阿片受体的发现提示脑内可能存在内源性阿片样镇痛物质。经研究，最早是在哺乳动物脑内发现了两个具有阿片样镇痛活性的多肽，称为脑啡肽，即亮氨酸脑啡肽和甲硫氨酸脑啡肽。脑啡肽在脑内的分布与阿片受体的分布相似，与阿片受体结合后产生吗啡样作用，在体内易被肽酶水解失去活性，不能用于临床。继脑啡肽后，陆续发现 20 多种有镇痛作用的多肽类物质，统称内啡肽。

1. 吗啡

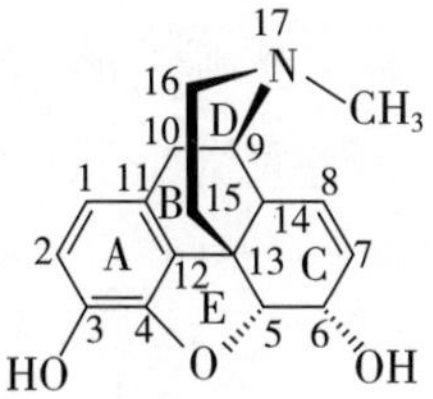

吗啡 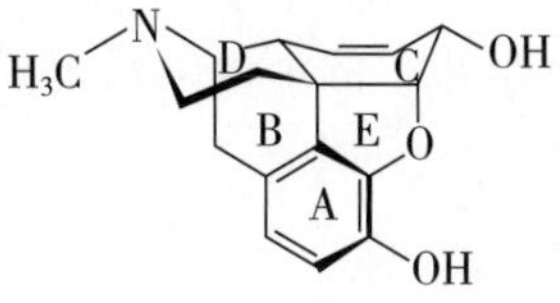　　　　　　　　　　　吗啡的立体构象

　　吗啡分子是由 5 个环稠合而成，含有部分氢化菲环，每个环上有固定的编号。吗啡的立体构象呈三维的"T"形，环 A、B 和 E 构成"T"形的垂直部分，环 C、D 为其水平部分。吗啡的镇痛作用与其立体构象关系密切，化学合成的吗啡为右旋体，无镇痛活性。

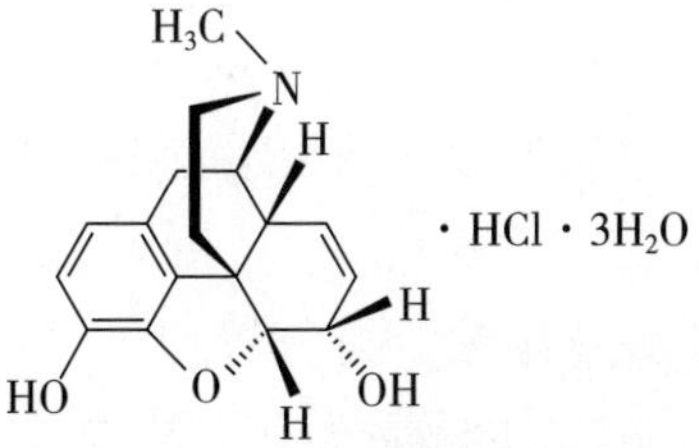

盐酸吗啡（morphine hydrochloride）

　　化学名：17-甲基-3-羟基-4,5α-环氧-7,8-二脱氢吗啡喃-6α-醇盐酸盐三水合物。

　　本品为白色、有丝光的针状结晶或结晶性粉末；无臭；遇光易变质；在水中溶解，在乙醇中略溶，在氯仿或乙醚中几乎不溶；药用为左旋体。

吗啡具有酸碱两性，酚羟基具有酸性，叔氨基具有碱性，药用盐酸盐。吗啡及其盐类的化学性质不稳定，在光照下能被空气氧化而变质，这与吗啡具有苯酚结构有关；氧化后生成伪吗啡和 N-氧化吗啡，伪吗啡亦称双吗啡，是吗啡的二聚物，毒性增大。故本品应避光、密封保存。

伪吗啡 N-氧化吗啡

本品的水溶液在酸性条件下稳定，在中性或碱性下易被氧化，故配制注射剂应将 pH 调整至 3~5，充入 N_2，加入焦亚硫酸钠、亚硫酸氢钠等抗氧剂和 EDTA-2Na 作稳定剂。

本品在酸性溶液中加热，脱水并进行分子重排，生成阿扑吗啡（apomorphine），阿扑吗啡为多巴胺激动剂，可兴奋中枢的呕吐中心，临床上用作催吐剂。阿扑吗啡具有邻苯二酚结构，极易被氧化，可被稀硝酸氧化为邻苯二醌而呈红色，也可在碱性条件下被碘试液氧化。

吗啡   阿扑吗啡   红色邻苯二醌化合物

本品加甲醛硫酸试液，显紫堇色，称为 Marquis 反应。本品与钼硫酸试液反应呈紫色，继而变为蓝色，最后变为棕绿色，此显色反应称为 Frohde 反应。这两个显色反应为吗啡生物碱的呈色反应。

本品为成瘾性麻醉药，须按国家法令进行管理。本品具有镇痛、镇咳、镇静的作用，主要用于抑制剧烈疼痛，也用于麻醉前给药，缺点是容易成瘾和抑制呼吸中枢。

2. 吗啡的半合成衍生物

吗啡毒副作用较多，连续使用可产生成瘾性和依赖性，一旦停药即可出现戒断症状。所以需对吗啡进行结构改造或简化，以降低或消除吗啡成瘾性、呼吸抑制等副作用，得到更好的镇痛药。对吗啡结构的改造或简化主要有以下两种。

（1）将吗啡的 3 位酚羟基醚化　该结构改造导致镇痛活性降低，成瘾性也降低。如可待因镇痛作用只有吗啡的 20%，镇咳作用较好，呼吸抑制、耐受性和成瘾性等都较吗啡轻，临床上用其磷酸盐，常含有一个半分子的水。可待因临床主要用于中枢性镇咳药，也用于治疗中等程度的疼痛，口服或肌注均吸收良好。

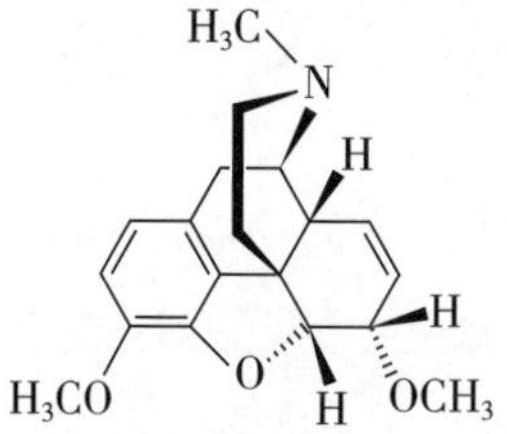

可待因

（2）将 17 位氮上的甲基取代　对 N-甲基的研究表明，氮原子形成的叔胺结构是必需的，而甲基并不是必要的。将 17 位氮上的甲基用 N-烯丙基取代，或引入 N-环丙烷甲基，导致吗啡对受体的作用逆转，镇痛作用减弱，成为拮抗性占优势的药物。如烯丙吗啡是阿片受体的部分激动剂，其镇痛作用极弱，有较强的拮抗吗啡的中枢抑制作用，几乎无成瘾性，临床上作为吗啡中毒解救剂。纳洛酮和纳曲酮是阿片受体完全拮抗剂，拮抗作用是烯丙吗啡的 10~20 倍，是研究阿片受体功能的重要工具药，临床上用于缓解吗啡类药物中毒。纳曲酮还作为阿片类依赖者脱毒后预防复吸的辅助药。

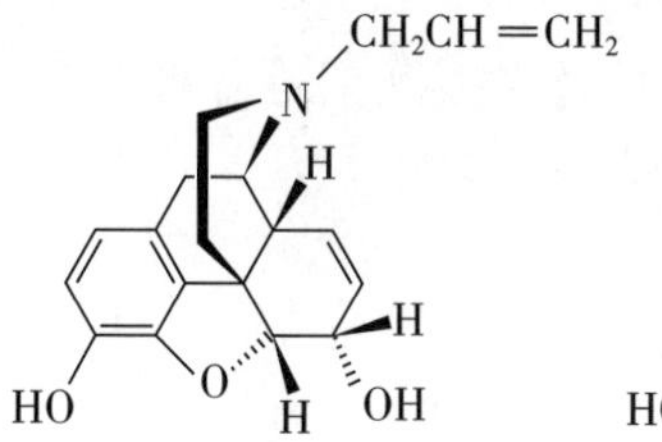

烯丙吗啡 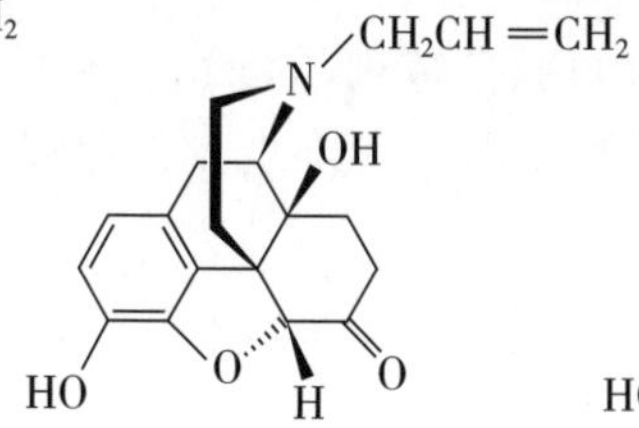　　　　　纳洛酮 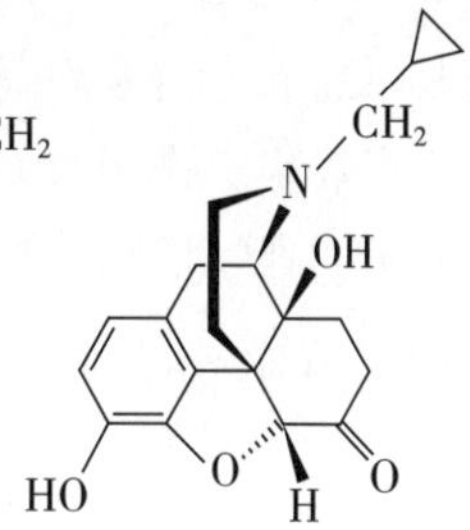　　　　　纳曲酮

（二）合成镇痛药

上述吗啡的衍生物保留了吗啡的基本母环，但结构复杂、合成困难，而且大多数没有解决吗啡毒性大、易成瘾等副作用。因此人们对吗啡结构进行研究，从而发现了一些结构简单、疗效较好的镇痛药，即合成镇痛药。按化学结构不同，可将合成镇痛药分为吗啡喃类、苯吗喃类、苯基哌啶类、氨基酮类和其他类。

1. 苯基哌啶类

本类药物可看成是吗啡结构中仅保留 A 环和 D 环的类似物。哌替啶（pethidine）是第一个合成类镇痛药，镇痛作用相当于吗啡的 1/8~1/6，成瘾性也显著降低。在苯基和哌啶之间插入氮原子，使原来的酯成为酰胺，得到 4-苯胺基哌啶类，镇痛作用更强，其中，芬太尼（fentanyl）镇痛作用比吗啡强 80 倍。

（1）盐酸哌替啶

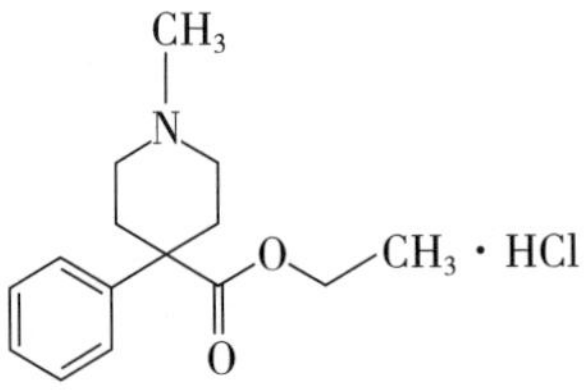

盐酸哌替啶（pethidine hydrochloride）

化学名：1-甲基-4-苯基-4-哌啶甲酸乙酯盐酸盐，又名杜冷丁。

本品为白色结晶性粉末；无臭或几乎无臭，味微苦；易溶于水和乙醇，溶于三氯甲烷，几乎不溶于乙醚；3% 的水溶液 pH 为 4.5~5.5；熔点为 186~190℃；易吸潮，制成的片剂吸潮后变黄；遇光易变质，故应密闭保存。

本品水溶液用碳酸钠试液碱化后，可析出油滴状的哌替啶，放置后渐凝为黄色或淡黄色的固体。

本品结构中含有酯键，在酸催化下容易水解，在 pH4 时最稳定，短时间煮沸不致破坏。本品口服给药受首过效应影响，生物利用度约为 50%，故采用注射给药。

本品在肝脏代谢，主要为水解和 N-去甲基化产物，如哌替啶酸、去甲哌替啶和去甲哌替啶酸，并与葡萄糖醛酸结合经肾脏排泄。去甲哌替啶的镇痛活性仅为哌替啶的一半，而惊厥作用则是哌替啶的两倍。

本品为阿片 μ 受体激动剂，镇痛活性仅为吗啡的 1/10，且成瘾性弱，不良反应较少。但本品起效快、作用时间短，常用于创伤、术后及癌症晚期等各种剧烈疼痛的治疗，对新生儿的呼吸抑制作用也较小，本品还具有解痉作用。

（2）枸橼酸芬太尼

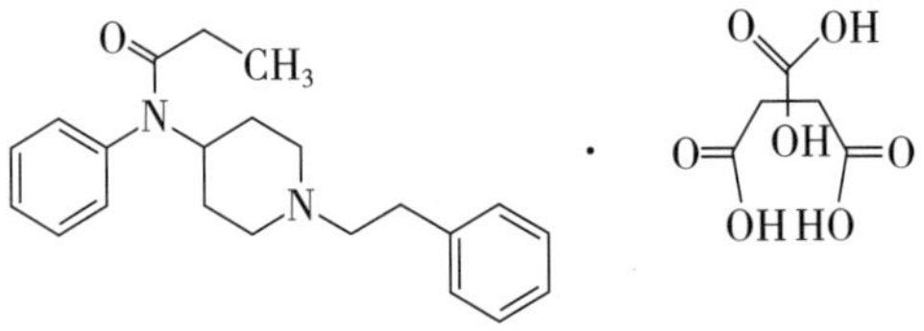

枸橼酸芬太尼（fentanyl citrate）

化学名：N-［1-（2-苯乙基）-4-哌啶基］-N-苯基-丙酰胺枸橼酸盐。

本品为白色结晶性粉末；味苦；易溶于异丙醇，溶于甲醇，略溶于水或三氯甲烷；熔点为 148~151℃。本品水溶液能与三硝基苯酚试液作用，析出沉淀；能与甲醛-硫酸试液反应，显橙红色。

芬太尼是哌替啶结构改造得到的镇痛药，其镇痛机理与吗啡相似。其主要在肝脏代谢，代谢产物及约 10% 的原形药物经肾由尿排出。用药后一般会出现低血压、眩晕、视物模糊、恶心、呕吐等不良反应。

本品为强效镇痛药，镇痛作用比吗啡强 100 倍，成瘾性亦强。本品镇痛作用出现较快，持续时间短，临床上用于外科手术中、后的止痛和癌症的镇痛，麻醉前给药及诱导麻醉，在各种手术中作为辅助用药与全麻药合用。

2. 氨基酮类

该类药物只保留吗啡结构中的 A 环以及碱性氮原子（无哌啶环），其余四环均断开，形成开链结构。本类药物又称苯基丙胺类，代表药物为美沙酮（methadone）和右丙氧芬（dextro-propoxyphene）。

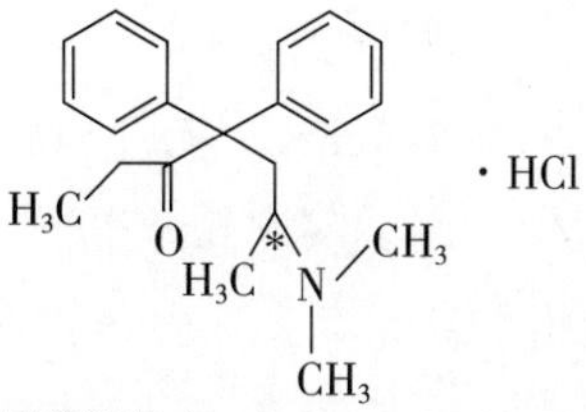

盐酸美沙酮（methadone hydrochloride）

盐酸美沙酮，化学名：4,4-二苯基-6-（二甲氨基）-3-庚酮盐酸盐。

本品为无色结晶或白色结晶性粉末；无臭，味苦；易溶于乙醇和氯仿，溶于水，几乎不溶于乙醚和甘油；熔点为 230~234℃；1% 的水溶液 pH 为 4.5~6.5。

本品的水溶液不稳定，在光照下变成棕色。

本品的 6 位碳为手性碳，其左旋体镇痛活性大于右旋体，临床使用外消旋体。

美沙酮在体内的主要代谢途径是 N-氧化、N-去甲基化、苯环羟化及基还原等。其代谢产物仍具镇痛作用，且作用时间较长。

本品为阿片受体激动剂，镇痛效果强过吗啡和哌替啶，适用于各种剧烈疼痛，并有显著镇咳作用。本品的有效剂量与中毒剂量比较接近，安全度低。但本品的成瘾性较小，临床主要用于阿片、吗啡、海洛因成瘾者的脱毒治疗（脱瘾疗法）。

3. 吗啡喃类

吗啡喃类是吗啡的结构中去掉 E 环后的衍生物，如左啡诺（levorphanol）布托啡诺（butorphanol）。左啡诺的镇痛作用比吗啡强 4 倍，而且由于亲脂性加大，作用时间可维持 8h。布托啡诺是阿片 μ 受体拮抗剂，同时是 κ 受体激动剂，镇痛作用是吗啡的 5 倍；布托啡诺对减轻中度至重度疼痛，作用安全而有效，并有较低依赖性和滥用倾向，是成瘾性小的镇痛药，这种具有激动-拮抗双重作用的药物，被称为部分激动剂。

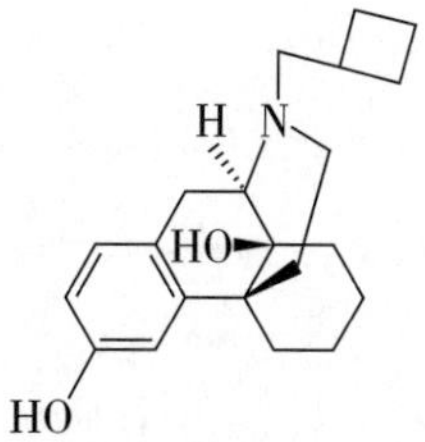

布托啡诺（buforphanol）

4. 苯吗喃类

吗啡喃进一步除去 C 环后称苯吗喃类，这类结构的显著特点是，氮原子上甲基衍生

物的镇痛作用通过 κ 受体激动剂介导，大多对 μ 受体有拮抗作用，成瘾性低，也属于具有激动-拮抗双重作用的镇痛药。喷他佐辛是第一个用于临床的非成瘾性合成镇痛药。

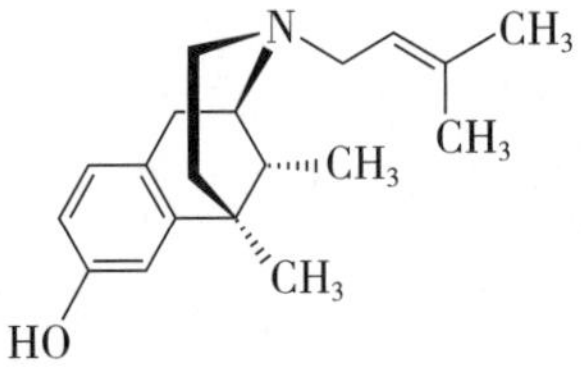

喷他佐辛（pentazocine）

喷他佐辛，化学名：（±）1,2,3,4,5,6-六氢-6,11-二甲基-3-（3-甲基-2-丁烯基）-2,6-亚甲基-3-苯并吖辛因-8-醇，又名镇痛新。

本品为白色或类白色结晶性粉末；无臭，味微苦；易溶于三氯甲烷，溶于乙醇，微溶于苯，略溶于乙醚，不溶于水。

喷他佐辛结构中 2，6，11 三个碳为手性碳，具旋光性，左旋体的镇痛活性强于右旋体 20 余倍，临床上用外消旋体。喷他佐辛为阿片受体部分激动剂，作用于 κ 型受体，大剂量时有拮抗吗啡的作用。

本品结构中含有酚羟基，其稀硫酸溶液遇三氯化铁显黄色，其盐酸溶液使高锰酸钾溶液褪色。

本品可口服，注射时用喷他佐辛的乳酸盐。本品口服后自胃肠道吸收，由于首过效应，其生物利用度低。本品经肝脏氧化代谢失活，氧化部位在氮上的侧链上，代谢产物经尿排出。

本品临床上主要用于减轻中度至重度疼痛，镇痛强度为吗啡的 1/3。优点是副作用小，成瘾性小。

5. 其他类

（1）盐酸曲马多

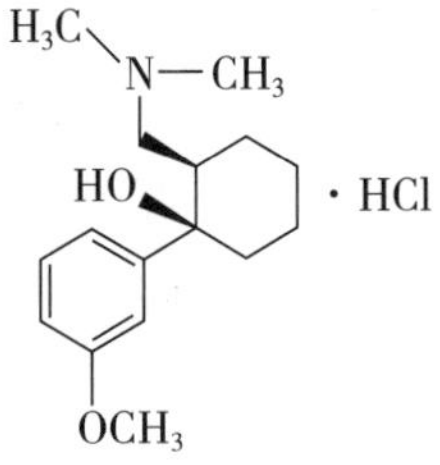

盐酸曲马多（tramadol hydrochloride）

化学名：（±）-E-2-［（二甲氨基）亚甲基］-1-（3-甲氧基苯基）环己醇盐酸盐。

本品为白色结晶或结晶性粉末；无臭，味苦；有引湿性；极易溶于水，易溶于三氯甲烷和乙醇，微溶于丙酮，不溶于乙醚；熔点为 179~182℃。

本品结构中有两个手性碳原子，临床用其外消旋体。

本品加枸橼酸醋酐试液，在约 90℃ 的水浴中加热 3~5min，即显紫红色。

本品为非阿片受体类中枢性镇痛药，但与阿片受体有弱的亲和力，能通过对单胺重摄取抑制作用，阻断疼痛脉冲的传导，为中枢性镇痛药。本品镇痛作用显著，用于中重度、急慢性疼痛的止痛，也用于术后痛、创伤痛、癌症痛、心脏病突发性痛、关节痛、神经痛、分娩痛的止痛。本品对呼吸的抑制作用小，成瘾性也小。

（2）盐酸奈福泮

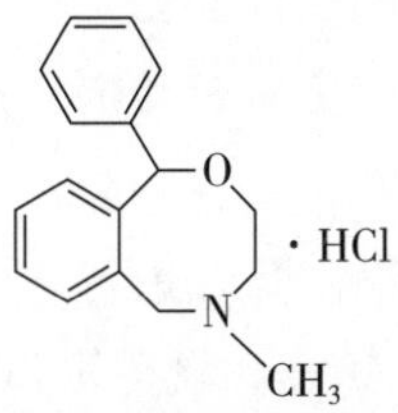

盐酸奈福泮（nefopam hydrochloride）

化学名：5-甲基-1-苯基-3,4,5,6-四氢-1H-2,5-氧氮苯并辛因盐酸盐，又名平痛新。本品为白色结晶性粉末；无臭；在水中略溶，在乙醇中微溶。

本品加硫酸，溶液显橘红色；加硝酸，溶液即显紫红色。另取本品约10mg，加硫酸1mL、甲醛溶液（1滴），溶液即显棕褐色。

本品为非阿片受体激动剂，故无成瘾性，镇痛作用比吗啡弱，对呼吸系统无抑制作用，并有轻度解热和肌肉松弛的作用。

二、镇咳祛痰药

咳嗽和咯痰是呼吸系统的常见症状，通常由感染性炎症、变态反应等疾病引起。镇咳祛痰药可消除或缓解症状，有利于相关疾病的治疗。

（一）镇咳药

镇咳药可抑制咳嗽反射的各个环节而起到镇咳的作用。依作用部位不同，将镇咳药分为中枢性和外周性镇咳药两大类。

1. 中枢性镇咳药

这类药可直接抑制延脑咳嗽中枢产生镇咳作用，如可待因、美沙芬、氯哌斯汀和异米尼尔（isoaminile，咳得平）。这类药物中，可待因属吗啡类镇痛药，具有成瘾性，故应控制使用。

（1）磷酸可待因

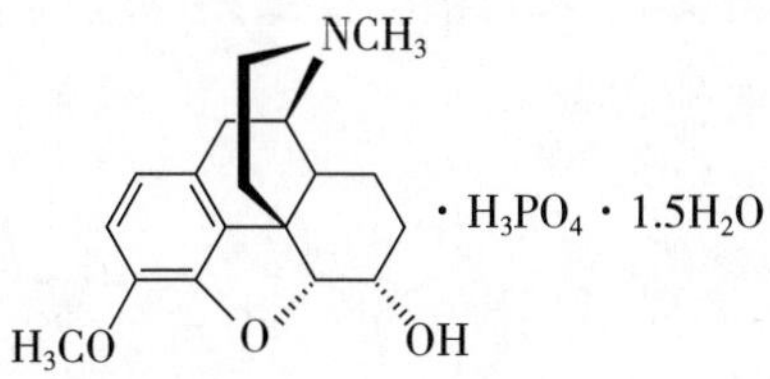

磷酸可待因（codeine phosphate）

化学名：17-甲基-3-甲氧基-4,5α-环氧-7,8-二去氢吗啡喃6α-醇磷酸盐倍半水化合物。本品为白色细微的针状结晶性粉末；无臭；有风化性；水溶液显酸性；在水中易溶，在乙醇中微溶，在三氯甲烷或乙醚中极微溶解。

本品结构中没有游离酚羟基，直接加三氯化铁试液不显色；但若加入浓硫酸与三氯化铁试液共热，则因醚键断裂产生酚而显蓝色。

本品系吗啡类生物碱，为弱阿片受体激动剂，镇痛作用为吗啡的1/10，对延脑的咳嗽中枢有直接抑制作用。

本品口服后迅速吸收，体内代谢在肝脏进行，约有8%的可待因代谢后生成吗啡，其他代谢物有N-去甲可待因、去甲吗啡和氢化可待因。其代谢物也会产生成瘾性。可待因及代谢产物在肾脏以葡萄糖醛酸结合物的形式排出。

本品临床主要用于镇咳、无痰干咳及剧烈、频繁的咳嗽；有少量痰液时，宜与祛痰药合用。在治疗剂量的范围内，可待因的副作用比吗啡小很多，但过量使用可产生兴奋和惊厥，也有成瘾性。

（2）氢溴酸右美沙芬

氢溴酸右美沙芬（dextromethorphan hydrobromide）

化学名：3-甲氧基-17-甲基-（9α，13α，14α）-吗啡喃氢溴酸。

本品为白色或类白色结晶性粉末；无臭；在乙醇中易溶，在三氯甲烷中溶解，在水中略溶，在乙醚中不溶。

本品常用于复方感冒药中，如"白加黑""泰诺""百服宁"等，起中枢镇咳作用，为镇咳类非处方药药品，可抑制延脑咳嗽中枢而产生镇咳作用，长期服用无成瘾性和耐受性。其镇咳作用与可待因相等或稍强，主要用于感冒、急慢性支气管炎、咽喉炎、支气管哮喘、肺结核及其他上呼吸道感染引起的少痰咳嗽。

2. 外周性镇咳药

这类药物通过抑制咳嗽反射中的传感、传入神经和传出神经控制咳嗽。喷托维林（pen-toxyverine）为非成瘾性镇咳药，并有局部麻醉作用。苯丙哌林（benproperine）为非麻醉性镇咳药，作用较可待因强2~4倍。这类药物临床上主要用于治疗急、慢性支气管炎及各种原因引起的刺激性咳嗽。

枸橼酸喷托维林（pentoxyverine citrate）

枸橼酸喷托维林，化学名：1-苯基环戊烷羧酸-2-（2-二乙氨基乙氧基）乙酯枸橼酸盐。

本品为白色或类白色结晶性或颗粒性粉末；无臭；在水中易溶，在乙醇中溶解，在三氯甲烷中略溶，在乙醚中几乎不溶；熔点为 88~93℃。

喷托维林为氨基酯类衍生物，为非成瘾性镇咳药，镇咳作用强度只有可待因的 1/3。其吸收后可轻度抑制支气管内感应器，减弱咳嗽反射，并使痉挛的支气管平滑肌松弛，减少气道阻力。

本品用于上呼吸道感染引起的无痰干咳和百日咳等的治疗，对小儿疗效优于成人。

（二）祛痰药

当呼吸道有炎症时，黏液分泌过多形成痰液，同时黏度增大，使痰咳出困难，此时就需使用祛痰药使黏痰易于咳出。祛痰药依作用方式可分为痰液稀释药和黏痰溶解药两类。前者可促进黏液分泌，使痰液稀释，易于咳出。如愈创木酚甘油醚（guaifenesin）等，口服后因刺激胃黏膜引起轻度恶心，反射性地促进呼吸道液体分泌增加而稀释黏痰。后者可降解痰中的黏性成分，使痰液化，降低痰液黏度。如溴己新（bromhexine）和乙酰半胱氨酸（N-acetylcysteine）等。

盐酸溴己新（bromhexine hydrochloride）

盐酸溴己新，化学名：N-甲基-N-环己基-2-氨基-3,5-二溴苯甲胺盐酸盐，又名必嗽平。

本品为白色或类白色结晶性粉末；无臭，无味；微溶于水、乙醇和氯仿，可溶于冰醋酸；本品固态对光稳定；熔点为 239~243℃，熔融同时分解，需避光保存。

本品可降低痰液的黏稠性，用于支气管炎和呼吸道疾病的治疗；口服易吸收，代谢物为氨溴索（ambroxol），为活性代谢物，在国外已作药品使用。本品代谢物与葡萄糖醛酸结合，以结合物的形式从尿中排除。

氨溴索（ambroxol）

第四节　解热镇痛药及非甾体抗炎药物的化学及应用

解热镇痛药（antipyretic analgesics）是指既能使发热病人的体温降至正常，又能缓解中等程度疼痛的一类药物，其中多数兼有抗炎和抗风湿作用。该类药物对头痛、牙痛、神经痛和关节痛等常见的慢性钝痛效果较好，但对创伤性剧痛及内脏平滑肌痉挛引起的绞痛无效。非甾体抗炎药（non-steroidal anti-inflammatory drugs，NSAIDs）多有解热、镇痛作用，无甾类药物的副作用，在临床上主要用于抗炎、抗风湿的治疗。

自1971年英国的John Vane发现环氧化酶-1（COX-1）并阐明抗炎药的作用机制以来，许多解热镇痛药和非甾体抗炎药被陆续开发出来，目前已有百余种药物上市，临床上广泛使用这类药物来缓解疼痛。其中，非甾体抗炎药是抗风湿病的一线药物。

一、解热镇痛药

机体发热是一种防御反应，也是很多疾病的常见症状之一。解热镇痛药作用于下丘脑体温调节中枢，同时还可以选择性地抑制环氧化酶，减少前列腺素的合成与释放，使升高的体温恢复正常。这类药物一般不易出现吗啡类药物所引起的耐受性和成瘾性。

常用的解热镇痛药按照化学结构可分为水杨酸类、苯胺类和吡唑酮类。

（一）水杨酸类

植物来源的水杨酸是人类最早使用的药物之一，早在15世纪就有咀嚼柳树皮可以减轻疼痛的记载。1828年，人们从柳树皮中分离得到了水杨苷，进而经水解获得了水杨酸。1860年Kolbe首次用苯酚钠和二氧化碳成功地合成水杨酸，从而开辟了一条高产低成本合成水杨酸的途径。1875年Buss首次将水杨酸钠作为解热镇痛和抗风湿药物用于临床。但水杨酸的酸性比较强（$pK_a = 3.0$），即使将其制成钠盐，对胃肠道的刺激仍比较大，因此，对水杨酸的结构改造一直是人们关注的重点。

1886年，水杨酸苯酯被合成并用于临床。1898年，德国化学家霍夫曼用水杨酸与醋酸酐反应，合成了乙酰水杨酸。1899年，德国拜仁药厂正式生产这种药品，并取名为阿司匹林（asprin），至今已有100多年的历史。阿司匹林呈弱酸性，解热镇痛作用比水杨酸钠强，副作用相对较小，但若大剂量或长期服用对胃黏膜仍有刺激作用，甚至引起出血。阿司匹林是应用最广和最成功的合成药物之一，具有解热、镇痛和抗炎作用，目前全球年销售量已达到400亿片，全世界每年要消耗45000t阿司匹林。

水杨酸结构中的羧基是产生抗炎作用的重要基团，也是引起胃肠道刺激的主要官能团。因此，羧基是进行结构改造的重要部位。例如：

（1）制成水杨酰胺，降低羧酸的酸性，保留镇痛作用，且对胃肠道几乎无刺激性，但抗炎作用也基本消失。

（2）将二分子水杨酸进行分子间酯化，得到双水杨酸酯，口服后在胃中不分解，而在肠道的碱性条件下逐渐分解成两分子水杨酸，因而几乎无胃肠道的副作用。

（3）将阿司匹林的羧基和对乙酰氨基酚的羟基进行缩合，得到贝诺酯（扑炎痛）。口服对胃无刺激，在体内分解又重新生成原来的两种药物，共同发挥解热镇痛作用，这种前药又称为协同前药（mutual prodrug）。贝诺酯的副作用较小，适合老人和儿童使用。

①阿司匹林：

阿司匹林（aspirin）

化学名：2-（乙酰氧基）苯甲酸，又名乙酰水杨酸。

本品为白色结晶或结晶性粉末；无臭或微带醋酸臭；遇湿气即缓缓水解；在乙醇中易溶，在三氯甲烷和乙醚中溶解，在水和无水乙醚中微溶；在氢氧化钠溶液和碳酸钠溶液中溶解，但同时分解。

本品加碳酸钠试液，煮沸 2min 后，放冷，加过量的稀硫酸即析出白色沉淀，并产生醋酸的臭气。

本品以水杨酸为原料，醋酐为酰化剂，在硫酸催化下，进行乙酰化反应即可合成。

本品在合成过程中，乙酰化不完全或贮存保管不当时都会导致阿司匹林水解，产生水杨酸等杂质，故应注意检查游离水杨酸。

本品有酯键，在干燥空气中较稳定，若遇潮湿空气则缓慢水解生成水杨酸和醋酸。本品遇热、遇碱则水解加快，水解生成的水杨酸具有软化角质的作用，会对胃黏膜造成强烈的刺激，所以阿司匹林一定要饭后服用，且患有胃溃疡的病人一定要慎用阿司匹林。

本品水解产物水杨酸易被氧化，遇空气可逐渐变成淡黄色、红棕色至深棕色。日光照射、温度升高、微量重金属离子存在等情况下均可促进本品的氧化反应，故阿司匹林应密封、置阴凉干燥处保存。

本品分子中无游离的酚羟基，不与三氯化铁试液发生显色反应，但其水溶液长时间放置后会水解生成水杨酸，遇三氯化铁即可显色。

本品临床上用于感冒发烧、头痛、牙痛、神经痛、肌肉痛和痛经等慢性钝痛的治疗，是风湿热及活动型风湿性关节炎的首选药物，还可预防血栓形成。

在水杨酸的 5 位引入芳香环，可以增强其抗炎活性，例如，引入二氟苯基得到二氟尼柳（diflunisal）。二氟尼柳的抗炎和镇痛活性均比阿司匹林强 4 倍，体内维持时间长达 8~12h，对胃肠道的刺激性作用小，可用于关节炎、手术后或癌症引发的疼痛的治疗。

利用水杨酸和阿司匹林中羧基的酸性，可将它们制成盐，如阿司匹林铝、水杨酸胆碱、赖氨匹林等。水杨酸胆碱的解热镇痛作用比阿司匹林大 5 倍，口服吸收比阿司匹林迅速，且对胃肠道的副作用较小；赖氨匹林的吸收良好，对胃肠道的刺激小，且水溶性增大，可以制成注射剂使用。

②贝诺酯：

贝诺酯（benorilate）

化学名：4-乙酰氨基苯基乙酰水杨酸酯，又名扑炎痛、解热安、苯乐来。

本品为白色结晶或结晶性粉末；无臭；在沸乙醇中易溶，在沸甲醇中溶解，在甲醇或乙醇中微溶，在水中不溶；熔点为 177~181℃。

本品中加氢氧化钠试液，煮沸，放冷，过滤，滤液加适量盐酸至显微酸性，加三氯化铁试液即显紫堇色。

本品分子中含有酯键和酰胺键，在酸性条件和碱性条件下均易水解，生成的产物对氨基苯酚可以发生重氮化-偶合反应。

本品利用前药原理，将对乙酰氨基酚上的酚羟基与阿司匹林化学结构中的羧基形成酯键而形成的化合物，它在体内因酯键水解而"还原"为阿司匹林和对乙酰氨基酚，并发挥各自的疗效，同时还具有协同作用。

本品最大的优点是对胃黏膜的刺激性大大减轻，安全范围大，适合儿童和老年患者使用，主要用于风湿性关节炎及其他发热引起的疼痛。

（二）苯胺类

乙酰苯胺（acetanilide）曾以"退热冰"（antifebrin）的商品名作为解热镇痛药在 1886 年用于临床。虽然该药退热效果良好，但不久就发现其毒性较大、易引起虚脱，长期服用可导致贫血，故临床早已不用。后来，又发现苯胺和乙酰苯胺在体内代谢时会产生毒性较低的对氨基苯酚，具有解热镇痛作用，但毒性仍较大。之后试验了很多对氨基苯酚的衍生物，其中较令人满意的是非那西丁（phenacetin）。自 1887 年起，非那西丁就广泛用于临床，但在 20 世纪中期发现，长期服用非那西丁对肾脏及膀胱有致癌作用，对血红蛋白与视网膜有毒性，于是各国先后废除使用。我国在 1983 年废弃了该药的单方，于 2003 年 6 月停止了含有非那西丁的复方制剂的使用。

对乙酰氨基酚是对氨基酚的衍生物，其作用与非那西丁类似，上市时间也相差无几，但直到 1949 年发现对乙酰氨基酚是非那西丁的活性代谢物后，才得到广泛使用。对乙酰氨基酚现是苯胺类药物中使用最多的一个，也是解热镇痛药物的主要品种。

对乙酰氨基酚（paracetamol）

对乙酰氨基酚，化学名：4′-羟基乙酰苯胺，又名扑热息痛。

本品为白色结晶或结晶性粉末；无臭，味微苦；易溶于热水或乙醇，溶于丙酮，略溶于水，不溶于乙醚，溶解在乙醇中呈橙红色或棕色；熔点为 168～172℃。

本品在空气中很稳定，在水溶液中的稳定性与溶液的 pH 有关。pH＝6 时最稳定，其半衰期为 21.8 年（25℃）。其分子中具有酰胺键，易水解，酸、碱性条件下水解更快，水解产物对氨基酚可发生重氮化–偶合反应。

本品含有酚羟基，其水溶液加三氯化铁试液显蓝紫色。

本品用于感冒发热、关节痛、头痛、神经痛等病症的治疗，常作复方感冒药物的成分，尤其适用于儿童和老年患者。严重肝肾功能不全者禁用。

对乙酰氨基酚的制备：以对硝基苯酚钠为原料，在盐酸溶液中加铁粉还原生成对氨基苯酚，再用醋酸酰化，所得粗品用热水重结晶后即得本品。

（三）吡唑酮类

吡唑酮类药物是人们在合成抗疟药奎宁基本母核时，意外获得的吡酮类衍生物。在 1884 年对其进行结构改造后，得到了有效的解热镇痛药安替比林（antipyrine），并应用于临床。受吗啡结构中有甲氨基的启发，对 3–吡唑酮的结构进行改造，主要是环 4 位上取代基的改变：在安替比林分子中引入二甲氨基，得到了氨基比林（aminopyrine）。

氨基比林的解热、镇痛作用持久，且对胃无刺激性，曾广泛用于临床。但该药物可引起白细胞减少及粒细胞缺乏症等，后退出了临床应用，我国已于 1982 年予以淘汰。为了增加氨基比林的水溶性，在其结构中引入水溶性基团亚甲基磺酸钠，得到了安乃近（metamizole sodium, analgin），又名罗瓦尔精。安乃近的解热、镇痛作用迅速而强大，且可制成注射液应用，但可引起粒细胞缺乏症，故该药不作首选药，仅在病情危重、其他药物无效时，用于紧急退热。为了增强这类药物的解热镇痛作用，降低毒性，合成了许多 3–吡唑酮类化合物，其中异丙安替比林（isopropylantipyrine）的镇痛效果好、毒性较低，主要用作解热镇痛复方制剂的组分。

安乃近（metamizole sodium）

安乃近，化学名：[（1,5-二甲基-2-苯基-3-氧代-2,3-二氢-1-*H*-吡唑-4-基）甲氨基]甲烷磺酸钠盐一水合物。

本品为白色（供注射用）或白色至略带微黄色（供口服用）的结晶或结晶性粉末；无臭，味微苦；在水中易溶，在乙醇中略溶，在乙醚中几乎不溶；水溶液放置后渐变黄色。

本品溶于稀盐酸后，加次氯酸钠，产生瞬间消失的蓝色，加热煮沸后变为黄色。本品与稀盐酸共热后，产生二氧化硫和甲醛的特臭。

本品分子中4位上的*N*-亚甲基磺酸钠具还原性，可被碘氧化成硫酸盐，并有甲醛的特臭。本品适用于高热症状，亦适用于急性关节炎、头痛、牙痛、痛经、肌肉痛和偏头痛等。

二、非甾体抗炎药

炎症的发生相当复杂。一般认为当细胞膜受到某种炎性刺激时，细胞膜功能紊乱，磷脂酶A2（PLA2）被激活，催化水解细胞内膜磷脂上的花生四烯酸（AA）部分转化为游离状态的AA，释放出的AA经过环氧化酶（COX）和5-脂氧酶（5-LO）两条途径进行代谢，产生大量的前列腺素（PGS）和白三烯（LTs）等炎症介质，从而导致炎症的发生。

局部组织的红、肿、热、痛与炎症介质前列腺素有密切的关系。非甾体抗炎药能够抑制前列腺素合成，消除前列腺素对致炎物质的增敏作用，所以具有解热、镇痛及抗炎的作用。

非甾体抗炎药具有安全性好、毒副作用小、不良反应少、抗炎作用强、镇痛效果显著等优点，临床上广泛用于风湿、类风湿关节炎、骨关节炎、红斑狼疮等疾病，对感染性炎症也有一定的疗效。非甾体抗炎药按照化学结构主要分为3,5-吡唑烷二酮类、邻氨基苯甲酸类、芳基烷酸类和1,2-苯并噻嗪类。

（一）3,5-吡唑烷二酮类

瑞士科学家于1946年合成了3,5-吡唑烷二酮类化合物，该类化合物的结构中具有两个羰基，所以其酸性增强了，同时抗炎作用也增强了。1949年发现保泰松（phenylbutazone）具有较强的消炎作用，较弱的解热镇痛作用，还具有促尿酸排泄的作用，在当时是关节炎治疗的一大突破。但保泰松的酸性与阿司匹林相仿，会产生胃肠道刺激作用，此外，对肝、肾及血象都有不良影响，还会产生过敏反应。1961 年，在保泰松的体内代谢物中发现的羟布宗（oxyphenbutazone，又名羟基保泰松）同样具有抗炎抗风湿作用，且毒副作用较小。在保泰松的另一个代谢产物 γ-羟基保泰松结构的基础上进一步氧化，得到 γ-酮基保泰松（γ-ketophenylbutazone），其抗炎抗风湿作用比保泰松弱，但具有很强的排除尿酸的作用，可用于痛风及风湿性关节炎。

为了降低 3,5-吡唑烷二酮类化合物的酸性，用琥珀酸酯类结构取代 4 位氢得到琥布宗。琥布宗在体内可转化为保泰松而产生作用，对胃肠道的刺激作用仅为保泰松的 1/10。在结构修饰中，采用拼合原理，将治疗胃溃疡的药物昔法酯中的有效基团异戊烯基引入保泰松的结构，得到非普拉宗，可明显减少对胃肠道的刺激及其他副作用。在吡唑酮的 1,2-位引入芳杂环得到阿杂丙宗，其消炎镇痛作用比保泰松强，且毒性降低，用于治疗各种风湿性疾病。

羟布宗（oxyphenbutazone）

羟布宗，化学名：4-丁基-1-（4-羟基苯基）-2-苯基-3,5-吡唑烷二酮，又名羟基保泰松。

本品为白色或类白色结晶性粉末；无臭或几乎无臭，味苦；在丙酮中易溶，在乙醇、乙醚和氯仿中溶解，在水中几乎不溶，在碱液中溶解；熔点为 96℃。

本品与冰醋酸及盐酸共热，水解生成 4-羟基氢化偶氮苯，后转位重排生成 2,4′-二氨基-5-联苯酚和对羟基邻苯氨基苯胺。二者均能与亚硝酸钠试液作用，生成重氮盐；再与碱性 β-萘酚偶合生成橙红色沉淀，溶于乙醇中呈橙红色溶液，如将沉淀转溶于氯仿，则氯仿层显橙黄色。

本品用于治疗痛风、风湿性、类风湿性关节炎及强直性脊椎炎。

（二）邻氨基苯甲酸类

邻氨基苯甲酸类衍生物，又称灭酸类药物，都具有较强的消炎镇痛作用，临床上用于治疗风湿性及类风湿性关节炎。该类药物的副作用较多，主要是胃肠道障碍，如恶心、呕吐、腹泻、食欲不振等，也能引起粒性白细胞缺乏症、血小板减少性紫癜、神经系统症状（如头痛、嗜睡）等。研究该类药物的构效关系发现，在不连接羧基的那一个苯环上的 2，3，6 位上有取代基的化合物具有较好的活性，其中 2，3 位取代的活性较高，如甲芬那酸、氟芬那酸、甲氯芬那酸、氯芬那酸等，临床上用于风湿性和类风湿性关节炎。由于这些药会引起贫血等不良反应，所以现已少用。

甲芬那酸（mefenamic acid）

甲芬那酸，化学名：N-2,3-二甲苯基邻氨基苯甲酸，又名甲灭酸。

本品为白色或类白色微细结晶性粉末；无臭；不溶于水，略溶于乙醚，微溶于乙醇和氯仿。本品溶解在三氯甲烷中，在紫外灯（254nm）下显强烈绿色荧光；加硫酸溶解，再加重铬酸钾立即显深蓝色，随即变为棕绿色。

本品用于轻度及中度疼痛，适用于牙科及产科等术后的疼痛、痛经、血管性头痛的防治。

（三）芳基烷酸类

在 20 世纪 50 年代，研究者考虑到 5-羟色胺是炎症反应中的一个化学致痛物质，5-羟色胺的生物来源与色氨酸有关，而风湿患者的色氨酸的代谢水平较高，研究者希望在 5-羟色胺，即吲哚衍生物中寻找抗炎药物。后利用炎症的动物模型，筛选了 350 个合成的吲哚类衍生物，从中得到了吲哚乙酸衍生物吲哚美辛。吲哚美辛的抗炎活性比可的松强 5 倍，比保泰松强 2.5 倍，这引起了人们极大的兴趣，接着合成了大量的吲哚美辛衍生物。本类药物不但抗炎作用强，且毒性和副作用较小，已在临床上广泛使用。

1. 吲哚美辛

吲哚美辛（indomethacin）

化学名：2-甲基-1-（4-氯苯甲酰基）-5-甲氧基-1H-吲哚-3-乙酸，又名消炎痛。

本品为类白色至微黄色结晶性粉末；几乎无臭，无味；溶于丙酮，略溶于甲醇、乙醇、三氯甲烷和乙醚，微溶于苯，极微溶于甲苯，几乎不溶于水；熔点为 158~162℃。

本品含有酰胺键，在空气中稳定，但遇光会逐渐分解；遇强酸或强碱易水解。水解产物还可进一步被氧化成有色物质，且随温度升高，水解物变色速度更快。

本品的稀碱溶液与重铬酸钾试液共热后，用硫酸酸化并缓缓加热，显紫色；与亚硝酸钠溶液共热，用盐酸酸化显绿色，放置后，渐变黄色。

本品用于治疗风湿性关节炎、强直性脊椎炎、骨关节炎及痛风性关节炎等。

本品具有较强的酸性，对胃肠道的刺激较大，且对肝功能和造血系统也有影响。在对其结构进行改造时，利用生物电子等排原理，将吲哚环上的—N—换成—CH—得到茚类衍生物，得到了舒林酸（sulindac），其抗炎效果是吲哚美辛的 1/2，镇痛效果略强于吲哚美辛。

2. 舒林酸

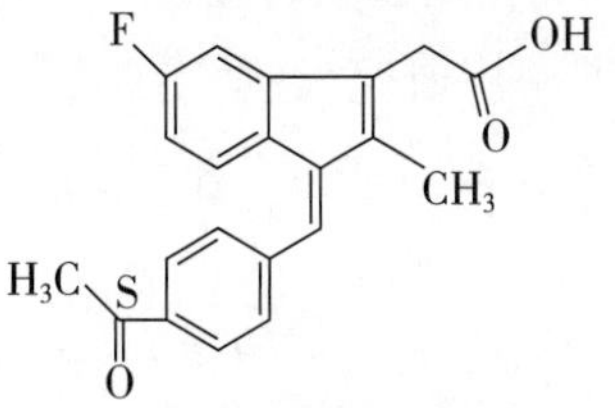

舒林酸（sulindac）

化学名：（Z）-2-甲基-1-［（4-甲基磺酰苯基）亚甲基］-5-氟-1H-茚-3-乙酸。

本品为橙黄色结晶性粉末；无臭，味微苦；易潮解；微溶于乙醇、丙酮、乙酸乙酯和氯仿，难溶于甲醇；几乎不溶于水，在水中的溶解度随 pH 增加而增加，在 pH 为 7 时，溶解度约为 3.0mg/mL。

本品炽灼后，发出二氧化硫的刺激性特臭，并能使湿润的碘-淀粉试纸蓝色消褪。

本品用于骨关节炎、类风湿关节炎、慢性关节炎、肩周炎、颈肩腕综合征、腱鞘炎等各种原因引起的疼痛，还有痛经、牙痛、外伤和手术后疼痛以及用于轻、中度癌性疼痛。

舒林酸是一个前体药物，它在体外无效，需要在体内经肝代谢，将甲基亚砜基团还原为甲硫基后才能产生生物活性。而甲硫基化合物自肾脏排泄较慢，半衰期长。因此，舒林酸临床使用时，起效慢、作用持久，具有副作用较轻、耐受性好、长期服用不易引起肾坏死等特点。

3. 双氯芬酸钠

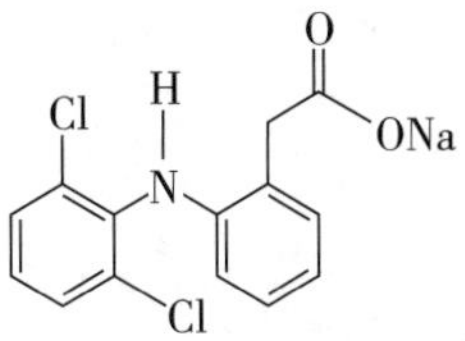

双氯芬酸钠（diclofenac sodium）

化学名：2-［（2,6-二氯苯基）氨基］苯乙酸钠，又名双氯灭痛。

本品为白色或类白色结晶性粉末；有刺鼻感与引湿性；易溶于乙醇，略溶于水，不溶于三氯甲烷。

本品的作用机制比较特别，除抑制环氧合酶，减少前列腺素的生物合成和血小板的生成外，还能抑制脂氧合酶，减少白三烯的生成，尤其是抑制 LTB4，这种双重的抑制作用可避免由于单纯抑制环氧合酶而导致脂氧合酶活性突增而引起的不良反应。此外，本品还能抑制花生四烯酸的释放并刺激花生四烯酸的再摄取。

本品的抗炎、镇痛和解热作用很强，不良反应少，剂量小，个体差异小，是世界上使用最广泛的非甾体抗炎药之一。本品主要用于类风湿性关节炎、神经炎、术后疼痛及各种原因引起的发热。

通过研究发现，在芳基乙酸类药物的苯环上增加疏水性基团可使消炎作用增强。4-异丁基苯乙酸具有较好的消炎镇痛作用，对胃肠道刺激性较小，1966 年应用于临床后，发现它对肝脏有一定毒性。后进一步研究发现，在其乙酸基的 α-碳原子上引入甲基，得到的 4-异丁基-α-甲基苯乙酸，即布洛芬，不但消炎镇痛作用增强，且毒性也有所降低。

4. 布洛芬

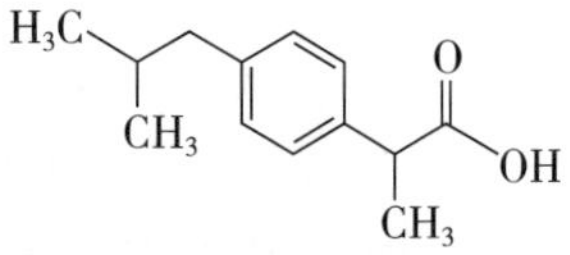

布洛芬（ibuprofen）

化学名：α-甲基-4-（2-甲基丙基）苯乙酸。

本品为白色结晶性粉末；稍有特异臭，几乎无味；易溶于氢氧化钠和碳酸钠试液中，易溶于乙醇、丙酮、三氯甲烷和乙醚，几乎不溶于水；熔点为 74.5~77.5℃。

本品分子中含有羧基，在与氯化亚矾试液作用后，与乙醇反应生成酯；在碱性条件下，加盐酸羟胺试液，生成羟肟酸，然后在酸性条件下，加三氯化铁试液生成红色至暗紫色的羟肟酸铁。

本品的消炎、镇痛和解热作用均大于阿司匹林，胃肠道副作用小，对肝，胃及造血系统无明显副作用。其临床上广泛用于类风湿关节炎、风湿性关节炎、骨关节炎、神经炎、支气管炎、急性痛风、轻度至中度的疼痛及各种原因引起的发热。一般病人耐受性良好，治疗期间血液常规及生化值均未见异常。

5. 萘普生

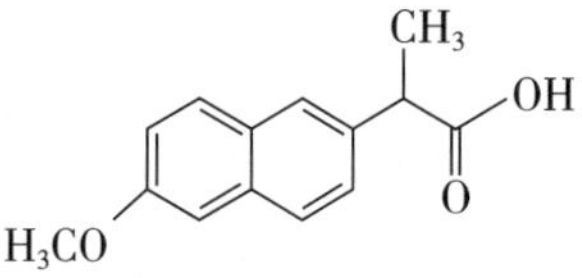

萘普生（naproxen）

化学名：（+）-（S）-α-甲基-6-甲氧基-2-萘乙酸。

本品为白色或类白色结晶性粉末；无臭或几乎无臭；在甲醇、乙醇和三氯甲烷中溶解，在乙醚中略溶，在水中几乎不溶。本品在日光照射下缓慢变色，故需避光保存。

本品用于类风湿性关节炎、骨关节炎、强直性脊椎炎及急性痛风，缓解轻度及中度的疼痛，如拔牙、痛经等，也适用于各种原因引起的发热。

（四）1,2-苯并噻嗪类

1,2-苯并噻嗪结构的抗炎药又称为非甾体抗炎药昔康类（oxicams），是一类结构中含有酸性烯醇羟基的化合物。该类药物是 20 世纪 70 年代，Pfizer 公司为了得到不含羧酸的抗炎药，筛选了不同结构的苯并杂环化合物后得到的一类抗炎药。该类药物对 COX-2 的抑制作用比对 COX-1 的作用强，有一定的选择性。

1,2-苯并噻嗪类药物的代表有吡罗昔康（piroxicam）、舒多昔康（sudoxicam）、美洛昔康（meloxicam）等，均为抗炎镇痛效果强、毒性小的长效药物。美洛昔康对 COX-2 的选择性较高，因而致溃疡的副作用小。安吡昔康（ampiroxicam）是吡罗昔康的前体药物，口服后在胃肠道中转化为吡罗昔康产生作用，其副作用比原药低。这类药物的半衰期都比较长，吡罗昔康可达 36~45h。

1. 美洛昔康

美洛昔康（meloxicam）

化学名：2-甲基 4-羟基-N-（5-甲基-2-噻唑基）-2H-1,2-苯并噻嗪-3-甲酰胺-1,1-二氧化物。

本品为微黄色至淡黄色或微黄绿色至淡黄绿色的结晶性粉末；无臭；在二甲基甲酰胺中溶解，在丙酮中微溶，在甲醇或乙醇中极微溶解，在水中几乎不溶。

本品炽灼产生的气体可使湿润的醋酸铅试纸显黑色。

本品加三氯甲烷溶解后，加入三氯化铁试液，三氯甲烷层显淡紫红色。本品分子中有烯醇式羟基结构，显弱酸性，易溶于碱。

本品为解热镇痛类非甾体抗炎药，用于类风湿、风湿性关节炎等症。

2. 吡罗昔康

吡罗昔康（piroxicam）

化学名：2-甲基-4-羟基-N-（2-吡啶基）-2H-1,2-苯并噻嗪-3-甲酰胺-1,1-二氧化物，又名炎痛喜康。

本品为类白色至微黄绿色的结晶性粉末；无臭，无味；在氯仿中易溶，在丙酮中略溶，在乙醇或乙醚中微溶，在水中几乎不溶，在酸中溶解，在碱中略溶；熔点为 198~202℃，熔融的同时分解。

本品在氯仿中溶解后，与三氯化铁反应，即显玫瑰红色。本品分子中存在互变异构。

本品具有明显的镇痛、抗炎作用及一定的消肿作用，副作用较小，临床用于风湿性、类风湿性关节炎，也可用于术后、创伤后疼痛及急性痛风等。

三、抗痛风药

痛风病是由于体内嘌呤代谢紊乱所导致的一种疾病，它的急性发作是由于关节组织内尿酸过多。临床主要表现为高尿酸血症，致使尿酸盐在关节、肾脏及结缔组织中结晶析出，从而刺激组织引起痛风性关节炎、痛风性肾病和肾尿酸盐石症等肾损害。尿酸是人体代谢的正常产物，其代谢途径为：

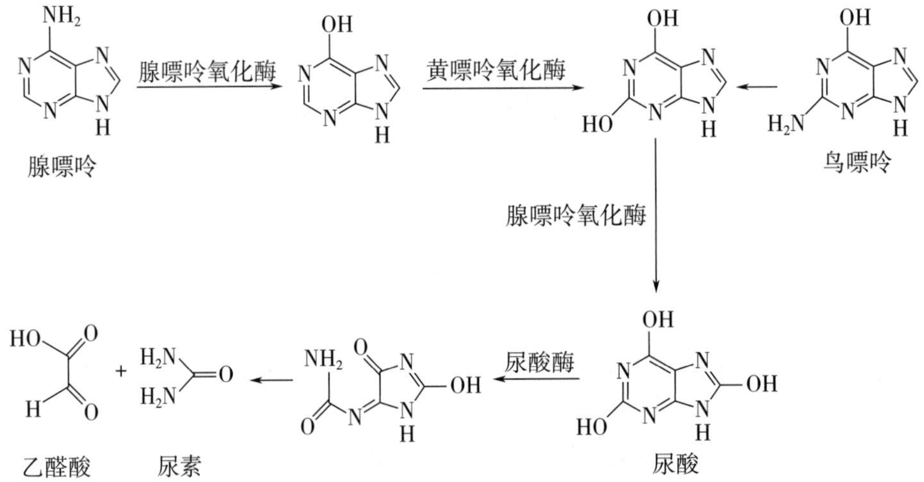

根据作用机制，可将其主要分为三大类：第一类是抑制尿酸生成的药物，如别嘌醇；第二类是增加尿酸排泄速率的药物，如丙磺舒；第三类是抗痛风发作药类，如秋水仙碱、吲哚美辛。

（一）别嘌醇

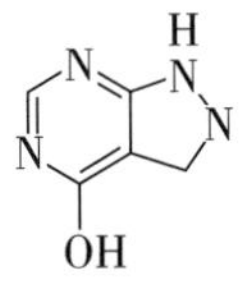

别嘌醇（allopurinol）

化学名：$1H$-吡唑并 [3,4-d] 嘧啶-4-醇。

本品为白色或类白色结晶性粉末；几乎无臭，味微苦；极微溶于水和乙醇，不溶于氯仿和乙醚，易溶于 0.1mol/L 的氢氧化钠或氢氧化钾溶液。

本品加 5%氢氧化钠溶液后，与碱性碘化汞钾试液加热至沸，放置后，产生黄色沉淀。本品常用于痛风性肾病及慢性原发性或继发性痛风，对急性痛风无效。

（二）丙磺舒

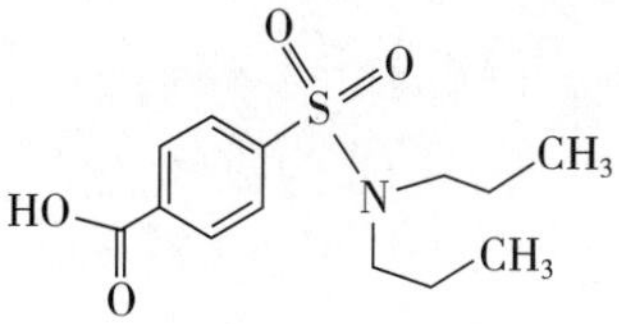

丙磺舒（probenecid）

化学名：对-［（二丙氨基）磺酰基］苯甲酸。

本品为白色结晶性粉末；无臭，味微苦；在丙酮中溶解，在乙醇或氯仿中略溶，在水中几乎不溶，在稀氢氧化钠溶液中溶解，在稀酸中几乎不溶；熔点为198~201℃。

本品用氢氧化钠溶液溶解后，加入三氯化铁试液，即生成米黄色沉淀。

本品与氢氧化钠共热熔融后，将分解产生亚硫酸，放冷，加入数滴亚硝酸试液，再经盐酸酸化后过滤，滤液显硫酸盐的性质反应。

本品为抗痛风药，主要用于慢性痛风，对急性痛风无效。

（三）秋水仙碱

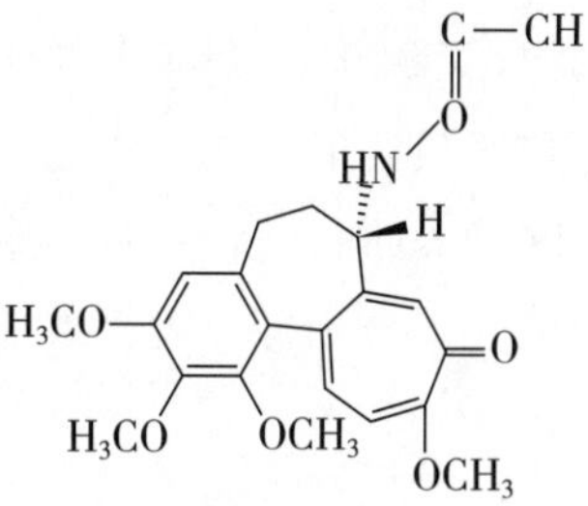

秋水仙碱（colchicine）

本品是从百合科植物丽江山慈菇的球茎中提取得到的一种生物碱。

本品为类白色至淡黄色结晶性粉末；无臭；略有引湿性；遇光色变深；在乙醇或三氯甲烷中易溶，在水中溶解（但溶解至一定浓度时能形成半水合物的结晶析出），在乙醚中极微溶解。

本品用于痛风急性发作，可使剧痛得到缓解；也可作为抗肿瘤用药，抑制细胞有丝分裂，使细胞核结构畸形而死亡，可用于乳腺癌、皮肤癌、食道癌等。

第五节　心血管系统药物的化学及应用

心血管系统疾病是一类常见病、多发病，临床主要表现有高脂血症、动脉粥样硬化、冠心病、心绞痛、心律失常、高血压，心力衰竭等，已成为造成人类死亡的主要疾病之一。目前世界上约有15亿人患高血压，每年有700多万人死于因高血压引发的疾病，所以世界卫生组织确定高血压是与心血管疾病死亡有关的头号原因。

心血管系统药物作用于心脏或血管系统，改进心脏的功能，调节心脏血液的总输出量，或改变循环系统各部分的血液分配，从而改善和恢复心脏和血管的功能。心血管系统药物种类繁多、作用机制各异，按临床用途不同，分为调血脂药、抗心绞痛药、抗高血压药、抗心律失常药、抗血栓药、抗心力衰竭药等，是临床上非常重要的一大类药物。

一、调血脂药

血脂是指血浆或血清中的脂质，以各种血浆脂蛋白的形式存在。血浆中的脂质组成复杂，包含甘油三酯、磷脂、胆固醇和胆固醇脂以及游离脂肪酸等。血脂与血浆中的蛋白质结合，称为脂蛋白，包括乳糜微粒（CM）、极低密度脂蛋白（VLDL）、低密度脂蛋白（LDL）、中等低密度脂蛋白（IDL）和高密度脂蛋白（HDL）。高脂血症是由各种原因导致的血浆中的胆固醇、甘油三酯以及低密度脂蛋白水平升高和高密度脂蛋白（血浆中 HDL 则有利于预防动脉粥样硬化）过低的一种全身脂质代谢异常疾病。血脂有两个来源：①外源性的，即从食物摄取的脂类经消化吸收进入血液；②内源性的，即由肝、脂肪细胞以及其他组织合成后释放到血液中。

调血脂药（antilipemic agents）又称抗动脉粥样硬化药，是指能调节血脂的含量，预防和治疗动脉粥样硬化及冠心病等疾病的药物。

本类药物可以减少体内胆固醇的吸收，防止和减少脂类的合成，促进脂质的代谢而产生降血脂的作用。常用的调血脂药可分为羟甲戊二酰辅酶 A 还原酶抑制剂、苯氧乙酸类、烟酸类、其他类。

（一）羟甲戊二酰辅酶 A 还原酶抑制剂

内源性胆固醇是由乙酸在肝细胞质中经 26 步生物合成完成的，而羟甲戊二酰辅酶 A 还原酶（HMG-CoA 还原酶）为该过程的限速酶，能催化 HMG-CoA 还原为甲羟戊酸。20 世纪 80 年代问世的他汀类药物能选择性地分布于肝脏，通过竞争抑制 HMG-CoA 还原酶的活性，达到降低内源性胆固醇的生物合成的作用；同时通过降低胆固醇的浓度触发肝脏 LDL 受体表达增加，加快血浆中 LDL、IDL、VLDL 的消除，从而显著降低血浆中 LDL 水平，并提高 HDL 水平，对原发性高胆固醇血症的疗效确切。羟甲戊二酰辅酶 A 还原酶抑制剂现已是临床上一线的降胆固醇药物。

1976 年日本科学家从橘青霉菌的培养提取物中发现了康帕定（compactin）及美伐他汀（mevastatin），它们能抑制 HMG-CoA 还原酶，明显降低血浆胆固醇含量。因美伐他汀结构复杂，当时工业化生产技术所限，日本医药企业未继续研究，但西方医药界对先导物美伐他汀甚感兴趣，投入大量人力物力进行研究，不到 20 年的时间，西方各国共计开发出包括美伐他汀在内的十多个他汀类调血脂药。默克公司开发的洛伐他汀

（lovastatin）于 1987 年首次在美国上市，为第一个上市的他汀类药物。洛伐他汀是在红曲霉菌和土曲霉菌中发现的，与随后上市的辛伐他汀（simvastatin）同为具有内酯结构的前药；普伐他汀（pravastatin）和第二代他汀类药物氟伐他汀（fluvastatin）本身就含有 β-羟基酸的活性形式，无须经过代谢转化就具有药理活性。

1. 洛伐他汀

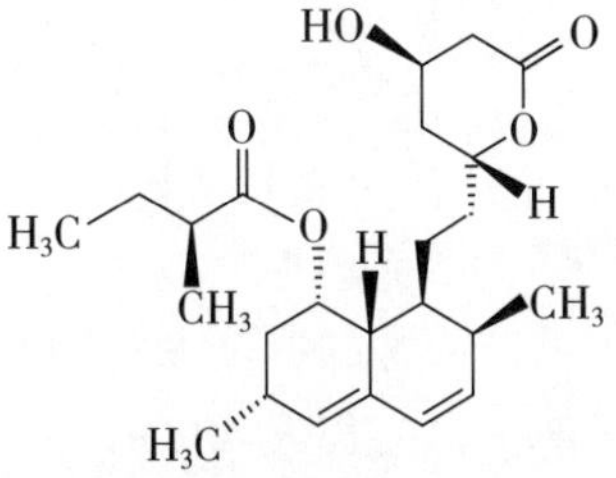

洛伐他汀（lovastatin）

化学名：（S）-2-甲基丁酸（$4R$，$6R$）-6-［2-（$1S$，$2S$，$6R$，$8S$，$8aR$）-1,2,6,7,8,8α-6H-8-羟基-2,6-二甲基-1-萘基］乙基］4H-4-羟基-2H-吡喃-2-酮-8-酯，又名美降之、乐瓦停等。

本品为白色或类白色结晶性粉末；无臭无味；在三氯甲烷中易溶，在丙酮中溶解，在乙醇、乙酸乙酯和乙腈中略溶，在水中不溶。

本品在贮存过程中，其六元内酯环上的羟基易发生氧化反应生成二酮吡喃衍生物。

本品为无活性前药，进入体内后内酯环水解生成开链的 β-羟基酸衍生物。这种活性代谢物对羟甲戊二酰辅酶 A 还原酶具有高度亲和力，可竞争性地抑制 HMG-CoA 还原酶的活性，使胆固醇合成受阻，故能有效地降低血浆中的总胆固醇。另外，该代谢物还能抑制肝细胞内胆固醇的合成，使细胞内胆固醇浓度降低而发生代偿性细胞膜上 LDL 受体数量增加和活性增强，大量 LDL 被摄取从而使血浆总胆固醇和低密度脂蛋白浓度降低。

本品主要用于原发性高胆固醇血症和冠心病的治疗，也可用于预防冠状动脉粥样硬化。

2. 辛伐他汀

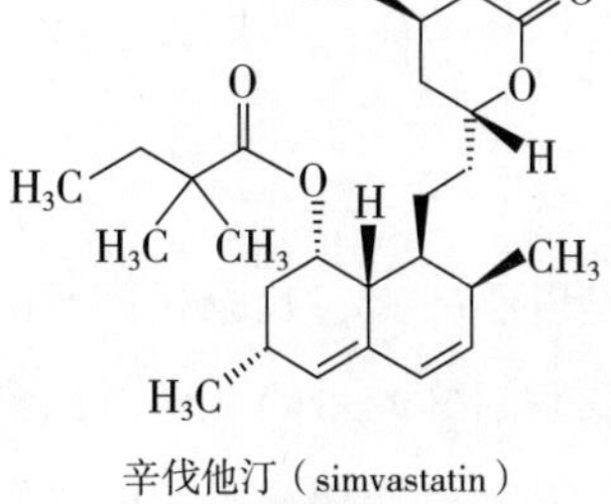

辛伐他汀（simvastatin）

化学名：2,2-二甲基丁酸-1,2,3,7,8,8α-6H-3,7-二甲基-8-［2-（4H-4-羟基-6-氧代-2H-吡喃基-2）-乙基］-1-萘酚酯。

本品为白色或类白色粉末；微溶于水，易溶于乙醇和甲醇；熔点为 $135\sim138℃$。

本品与洛伐他丁结构类似，是具有内酯结构的前药，进入肝脏后经酶水解生成 β-羟基酸的活性形式而发挥药效。

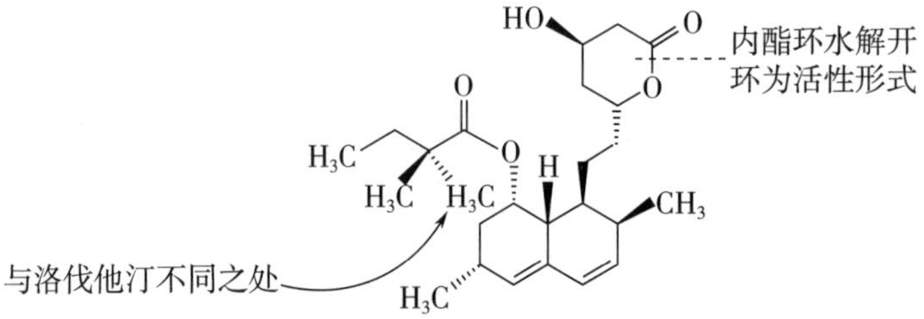

辛伐他汀（simvastatin）

本品主要功效为降低总胆固醇、LDL 以及 VLDL 的血清浓度，中等程度地提高 HDL 的水平，同时降低甘油三酯的血浆浓度。本品比洛伐他汀疗效强，副作用小。

3. 氟伐他汀

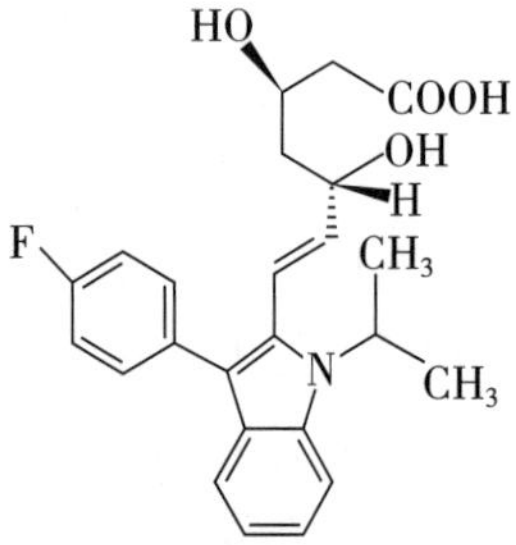

氟伐他汀（fluvastatin）

化学名：$(\pm)-(3R, 5S, 6E)-7-[2-（4-氟苯基）-1-（1-异丙基吲哚-2-基]-3,5-二羟基-6-庚酸。

本品为白色粉末；有吸湿性；溶于水、甲醇、乙醇；对光敏感。

氟伐他汀是 1993 年世界上第一个化学合成的 HMG-CoA 还原酶抑制剂。此药在结构上与 HMG-CoA 很相似，水溶性很好，可直接抑制肝 HMG-CoA 还原酶。

本品口服吸收迅速、完全，血浆蛋白结合率较高，在肝脏中被代谢为 5-羟基和 6-羟基衍生物，其羟化代谢产物有微弱的药理作用，但不进入体循环。除具有强效降血脂作用外，本品还具有抗动脉粥样硬化的潜在功能，可降低冠心病的发病率及死亡率。

（二）苯氧乙酸类

胆固醇在体内的生物合成是以乙酸为起始原料进行的，因此，可利用乙酸衍生物干扰胆固醇的生物合成以达到降低胆固醇的目的。苯氧乙酸类药物的作用机制，可能与抑制肝脏甘油三酯的合成有关，也可能与增加脂蛋白的脂解，使高血脂血清中脂蛋白的排出速率增加有关。

1962 年用于临床的第一个苯氧基烷酸类药物（乙酸衍生物）是氯贝丁酯，药效学研究意外发现其主要能降甘油三酯（TG）。但 20 世纪 70 年代经大规模临床观察证实，其降甘油三酯的作用虽可靠，但不良反应较多，现临床已比较少用。非诺贝特疗效较氯贝丁酯优，且耐受性好，副反应小，口服生物利用度高，可用于各型高脂蛋白血症，也可用于高脂血症伴有糖尿病、高血压的患者。

苯氧乙酸类降血脂药物构效关系如下：①结构可分为芳基和脂肪酸两部分。②结构中的羧酸或在体内可水解成羧酸的部分是该类药物具有活性的必要条件。③芳环部分保证了药物的亲脂性，增加了芳环，有活性增强的趋势。④脂肪链上季碳原子不是必要结构；苯的对位取代和氯取代都不是必需的。

（三）烟酸类

烟酸为 B 族维生素，是防治糙皮病的重要辅助药物。高剂量的烟酸可降低人体中总胆固醇、甘油三酯的水平，对高脂血症有效。但烟酸具有扩血管的作用，常伴有潮红、皮肤瘙痒以及胃肠道不适等副作用，故通常将其制成酯的前药使用，如烟酸肌醇酯。因此合成了一系列烟酸的衍生物供临床应用。

烟酸类药物的作用机制一方面可能是抑制脂肪的分解，使游离脂肪酸的来源减少，从而减少肝脏甘油三酯及 VLDL 的合成与释放；另一方面烟酸类药物能直接抑制肝脏中 VLDL 和胆固醇的生物合成。

二、抗心绞痛药

心绞痛是冠状动脉供血不足，心肌急剧地暂时性缺血和缺氧所致，是冠心病的一种常见病。其主要表现为阵发性前胸压榨性疼痛，可放射至左上臂内侧等部位。治疗和缓解心绞痛的合理途径是舒张冠状动脉，增加心肌供氧量；或是减轻心肌的工作负荷，降低心肌的耗氧量。

抗心绞痛药按化学结构和作用机理可分为四类：硝酸酯及亚硝酸酯类、钙通道阻滞剂类、β-受体阻断剂类及其他类。

（一）硝酸酯及亚硝酸酯类

硝酸酯及亚硝酸酯类是最早应用于临床的抗心绞痛药，已有 100 多年的历史，目前这类药物仍然是治疗心绞痛的可靠药物。药物的作用以扩张静脉为主，硝酸酯类药物为一氧化氮（NO）供体，进入体内后可分解出具有一定脂溶性的 NO 分子，后者可激活鸟苷酸环化酶，升高细胞中的环鸟苷酸水平，通过激活环鸟苷酸依赖型蛋白激酶，影响多种蛋白的磷酸化状态，最终松弛血管平滑肌，使血管舒张，降低心肌氧耗，从而缓解心绞痛症状，适用于各型心绞痛。

1. 硝酸甘油

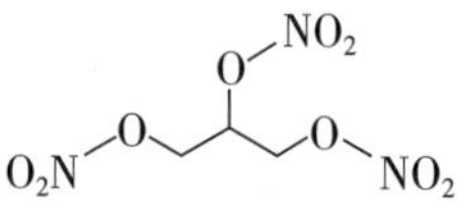

硝酸甘油（nitroglycerin）

化学名：1,2,3-丙三醇三硝酸酯。

本品为淡黄色、无臭、带甜味的不透明油状液体；略溶于水，溶于乙醇、氯仿、丙酮。

本品在弱酸性及中性条件下相对稳定，在碱性条件下迅速发生水解，生成有恶臭味的丙烯醛；水解还能游离出硝酸负离子，与二苯胺作用生成蓝色醌式化合物。

本品为硝酸酯类，受到撞击、高热时可能发生爆炸，产生大量氮气、二氧化碳和氧气等气体，故药用其 10% 的无水乙醇溶液，以便运输和贮存。

本品舌下含服可通过口腔黏膜迅速吸收，起效快、生物利用度高、作用时间短，用于心绞痛急性发作的治疗。

2. 硝酸异山梨酯

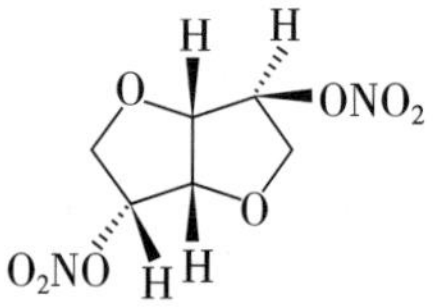

硝酸异山梨酯（lsosorbide dinitrate）

化学名：1,4∶3,6-二脱水-D-山梨醇-二硝酸酯，又名硝异梨醇、消心痛。

本品为白色结晶性粉末；无臭；易溶于氯仿和丙酮，略溶于乙醇，微溶于水。

本品与适量的水和硫酸混合后可水解生成硝酸，沿管壁缓缓加入硫酸亚铁，在两液层接界面呈棕色环。

本品在干燥时较稳定，在酸、碱溶液中水解。经硫酸水解后，生成的亚硝酸可与儿茶酚溶液作用生成对-亚硝基儿茶酚，再加入硫酸，溶液显暗绿色。

本品受到撞击和高热时有爆炸的危险，贮存和运输时须加以注意。为增加安全性，可将其溶解在乙醇中贮存和运输。

本品口服生物利用度极低，仅为 3%，大多数在胃肠道、肝脏被破坏，故口服需大剂量，一般为舌下含服，10min 起效，持效约 1h。本品扩张血管平滑肌的作用比硝酸甘油更显著，且持续时间长，能明显地增加冠脉流量，降低血压。本品临床主要用于预防和缓解心绞痛、心肌梗死和冠状循环功能不全等疾病。

3. 单硝酸异山梨酯

单硝酸异山梨酯（isosorbide mononitrate）

化学名：1,4：3,6-二脱水-D-山梨醇-5-单硝酸酯。

本品为白色针状结晶或结晶性粉末；无臭；在甲醇或丙酮中易溶，在三氯甲烷或水中溶解，在己烷中几乎不溶；比旋度为+170°～+176°。

本品受热或受到撞击易发生爆炸。

本品为硝酸异山梨酯的活性代谢产物，具有明显的扩张血管作用。口服吸收、扩散迅速，不受肝代谢效应的影响，生物利用度几乎 100%。本品以原形药物进入体循环，主要以异山梨醇及本品的葡萄糖醛酸结合物的形式自尿液排出，半衰期 5h 左右。本品主要用于冠心病的治疗和心绞痛预防，效果优于硝酸异山梨酯。

（二）钙通道阻滞剂类（钙拮抗剂）

钙离子是心肌和血管平滑肌兴奋-收缩耦联中的关键物质。钙通道阻滞剂（calcium antagonist，Ca-A）通过抑制细胞外 Ca^{2+} 内流，使心肌和血管平滑肌细胞内缺乏足够的 Ca^{2+}，从而使心肌收缩力减弱，心率减慢，同时血管平滑肌松弛，血管扩张，血压下降，从而减少心肌耗氧量。

Ca-A 在临床上除抗心绞痛外，还有抗心律失常和抗高血压的作用，是一类治疗缺血性心脏病的重要药物。钙通道阻滞剂按化学结构可分为：①二氢吡啶类：硝苯地平、氨氯地平等；②芳烷基胺类：维拉帕米、加洛帕米等；③苯并硫氮杂草类：地尔硫䓬；④二苯基哌嗪类：桂利嗪、氟桂利嗪、利多氟嗪等。

1. 二氢吡啶类

二氢吡啶类药物是目前临床上特异性最高、作用最强的一类钙拮抗剂，目前上市的药物有 30 多种，具有很强的血管扩张作用，其作用药物有硝苯地平（nifedipine）、尼莫地平（nimodipine）等。硝苯地平的血管扩张作用强烈，特别适用于冠脉痉挛所致的心绞痛，它是第一代二氢吡啶类药物的代表。

第二代二氢吡啶类药物的冠脉扩张作用更强大，作用维持时间更长，如尼卡地平（nieardipine），它能选择性作用于脑血管，用于脑供血不足和老年痴呆；尼索地平（nisodipine），主要用于降压和抗心绞痛，作用迅速；尼群地平（nitrendipine）用于治疗冠心病及高血压，尤其是同时患有这两种疾病的患者，也可用于治疗充血性心力衰竭。

第三代二氢吡啶类药物主要扩张冠状动脉和外周血管，作用缓慢而持久，半衰期长，副作用轻。如氨氯地平（amlodipine），主要用于治疗原发性高血压，也可用于治疗稳定型心绞痛。

下文以第一代二氢吡啶类药物为例：

（1）硝苯地平

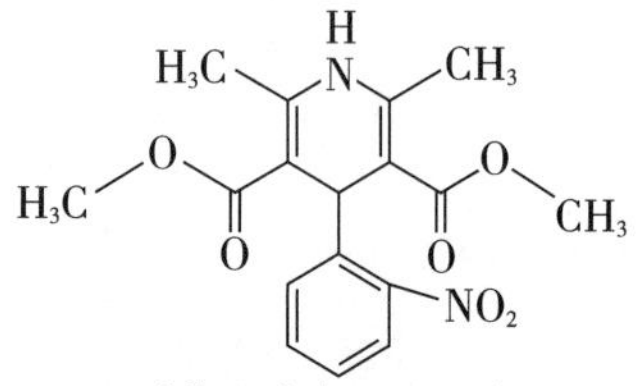

硝苯地平（nifedipine）

化学名：2,6-二甲基4-（2-硝基苯基）-1,4-2H-3,5-吡啶二甲酸二甲酯，又名硝苯吡啶、心痛定。

本品为黄色结晶性粉末；无臭，无味；在丙酮或氯仿中易溶，在乙醇中略溶，在水中几乎不溶；熔点为171~175℃。

本品的丙酮溶液中加入20%的氢氧化钠溶液振摇后，溶液显橙红色。

本品遇光不稳定，分子内部发生光催化歧化反应，生成硝基苯吡啶的衍生物和亚硝基苯吡啶衍生物。后者对人体有害，故在生产和贮存中要注意遮光、密封贮存。

本品有较低的首过效应，口服吸收好，作用强度为硝酸甘油的20倍。本品口服经胃肠道吸收完全，1~2h内达到血药浓度最高峰值，有效作用时间持续12h。本品经肝代谢，80%由肾排泄，代谢物均无活性。

本品具有强烈的扩张血管作用，适用于冠脉痉挛所致的心绞痛，也可用于高血压等疾病的防治，可与β-受体阻断剂等药物合用。

（2）尼莫地平

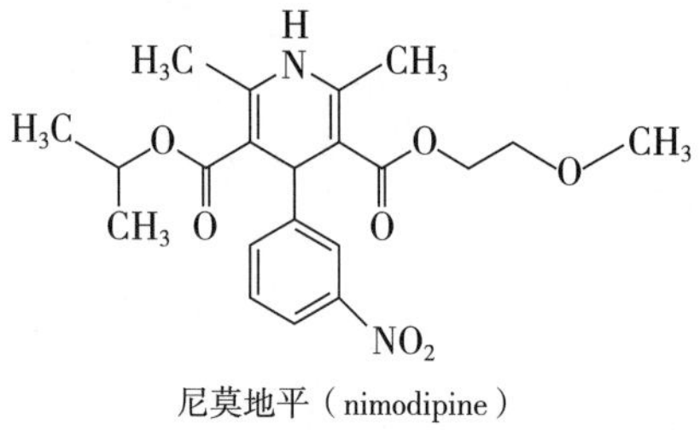

尼莫地平（nimodipine）

化学名：2,6-二甲基-4-（3-硝基苯基）-1,4-2H-3,5-吡啶二甲酸-2-甲氧乙酯异丙酯，又名硝苯甲氧乙基异丙啶。

本品为淡黄色结晶性粉末；无臭，无味；几乎不溶于水，微溶于乙醚，易溶于三氯甲烷、丙酮和乙酸乙酯；熔点为124~128℃。

本品遇光不稳定，故在生产、使用和贮存中要于干燥处遮光、密封进行。

本品为脑血管扩张药，主要用于脑血管疾病，治疗高血压、脑血管痉挛、中风、偏头痛和老年性脑功能障碍。

2. 芳烷基胺类

芳烷基胺类药物主要有维拉帕米，其分子结构中有手性中心，有明显的立体选择性：其左旋体是室上性心动过速的首选药；右旋体用于治疗心绞痛；外消旋体为心律失常药。

盐酸维拉帕米（verapamil hydrochloride）

化学名：（±）-α-［3-［［2-（3,4-二甲氧基苯基）乙基］甲氨基］丙基］-3,4-二甲氧基-α-异丙基苯乙腈盐酸盐，又名异搏定、戊脉安。

本品为白色粉末；无臭，味苦；溶于水，易溶于乙醇、甲醇和三氯甲烷；熔点为 141～145℃。

本品水溶液呈弱酸性，pK_a 8.6。对热、酸、碱稳定。在本品的水溶液中加入适量的硫氰酸铬胺试液，即生成淡红色沉淀。

本品临床主要用于阵发性室上性心动过速、心绞痛，也可用于轻、中度高血压。

3. 苯并硫氮杂䓬类

苯并硫氮杂䓬类是具有高选择性的钙拮抗剂，代表药物有地尔硫䓬等，主要作用于心肌和血管平滑肌，临床用于各种心绞痛，也可用于高血压的治疗。

盐酸地尔硫䓬（diltiazem hydrochloride）

化学名：顺-（+）-5-［（2-二甲氨基）乙基］-2-（4-甲氧基苯基）-3-乙酰氧基-2,3-二氢-1,5-苯并硫氮杂䓬-4（5H）-酮盐酸盐。

本品为白色或类白色结晶或结晶性粉末；无臭，味苦；易溶于水、甲醇及三氯甲烷，几乎不溶于乙醚。

本品分子结构中有 2 个手性碳原子、4 个立体异构体，临床用（2S，3S）异构体。本品加盐酸溶解后，加硫氰酸胺试液、硝酸钴溶液和三氯甲烷，充分振荡，静置，三氯甲烷层显蓝色。

本品冠脉扩张作用较强，对心脏的选择性较其他钙通道阻滞剂高，具有扩张冠脉作用，主要用于心绞痛的防治，尤其是变异型心绞痛、冠脉痉挛所致的心绞痛，以及室上性心律失常的预防。

4. 二苯基哌嗪类

二苯基哌嗪类药物是对血管平滑肌钙通道有选择性抑制作用的钙通道阻滞剂，包括桂利嗪等。桂利嗪（肉桂苯哌嗪、脑益嗪）临床适用于脑血管障碍、脑栓塞、脑动脉硬化症等。氟桂利嗪具有强烈的血管扩张作用，能明显地改善脑循环及冠状循环。

第六章

现代中药制剂研制的设计思路

第一节　中药新制剂研制的选题

随着传统方式研究新药的难度增大，寻找新的途径开发新药成为国内外的发展趋势。在此形势下，采用现代方法开发中药大有可为，原因如下：首先，国外西药开发原有优势（资金、技术、人才）远胜于国内，但中医药是我国传统医药学，用现代方法研究中药具有广阔的发展空间。其次，西药主要是针对单分子的效用进行研究，而中药则是多个分子协同来发挥作用，由于发现药物中有效分子的工作如大海捞针，所以通过目标锁定直接进行有效分子的研究可谓捷径。最后，西方国家已经越来越重视中药，这就为中药的发展提供了一个很好的外部环境。

一、中药新制剂（新药）的特点

中药制剂的基本要求：安全，有效，稳定，依从。

中药制剂的目标：三效（高效、速效、长效）；三小（毒副作用小、剂量小、用量小）。

与化学药物制剂相比，中药制剂的特色包括：中医药理论的指导；多成分、多靶点的作用；长期的人用历史，中药之功效多是长期人体用药经验的积累和总结。因此，中药新制剂的研制是在已有人体用药经验基础上进行的，其药物组成和治疗疾病基本明确，相对于化学药的有效物质的筛选、发现具有更好的经济性和成功率。

中药：人体用药经验→试验→临床→新药

化学药：试验→临床→新药

二、中医药理论指导在中药新药研究中的作用

中医药理论指导能为中药新药研究提供：病因病机认识——适应证；临床实践经验——初步效应；对药性、处方认识——剂量和给药方案。

但也存在与现代中药新药开发不适应的方面：三因制宜——对群体用药的有效性认识不够；随症加减——对长期运用的安全性认识不够；传统理论——对现代疾病的认识有待深化。

因此，中药新药研究以中医药理论为指导，仍需开展必要的临床前研究，尤其是安全性评价；仍需临床研究，以验证其疗效，尤其是以现代医学疾病为研究对象；仍需足够样本量，以观察群体长期用药安全性。

三、中药新药的选题和需要考虑的因素

（一）处方依据

1. 按处方来源分类

实验室筛选方、推理方、课题方；老中医经验方；传统名方及其加减方；民间秘方（风险最大）。

2. 按申报的药物类别分类

按申报的药物类别分类有：未在国内上市销售的从植物、动物、矿物等物质中提取的有效成分及其制剂；新发现的药材及其制剂；新的中药材代用品；药材新的药用部位及其制剂；未在国内上市销售的从植物、动物、矿物等物质中提取的有效部位及其制剂；未在国内上市销售的中药、天然药物复方制剂；改变国内已上市销售中药、天然药物给药途径的制剂；改变国内已上市销售中药、天然药物剂型的制剂；仿制药。

（二）选题论证

中药新药的研制应当符合中医药理论，注重临床实践基础，具有临床应用价值，保证中药的安全有效和质量稳定均一，保障中药材来源的稳定和资源的可持续利用，并应关注药材获取对环境保护等因素的影响。

选题论证应明确：药物的研究背景和新药开发的基础；药物的研究思路和拟定的研究目标、依据；药物组方的合理性和适应证选择的合理性；已有的基础背景资料对药物治疗拟定的目标人群有效性和安全性支持程度；进一步研究思路是否清楚，是否符合临床实际等。

（三）需要考虑的因素

1. 市场因素

需要考虑疾病的流行情况（发病率和患病率）；疾病的治疗现状；中药的治疗特点；同类药物市场占有率；销售模式（处方药与非处方药）；营销策划。

2. 政策因素

药品管理法、药品注册管理办法的修订，国家基本药物目录、非处方药目录，国家医保目录，A 类、B 类——定价、成本，药品的招标政策、药品的定价政策，药品审评技术要求的修改，《中华人民共和国药典》的修改等。

3. 技术因素

临床应用，药物的实际疗效，注册技术因素，剂型问题（新剂型、新工艺），注册类别因素，技术难点。

4. 研发风险

市场风险，政策风险，技术风险，给药途径，中西医复方、类同方等问题，安全性和有效性问题。

第二节　中药新制剂提取工艺设计

一、药材的前处理

1. 中药制剂研究中前处理的重要性与标准缺失

（1）中药前处理的有些指标并不定入标准，没有引起有些研制者的足够重视。

（2）对国家标准没有收载的药材避而不谈。

（3）有的研制者还没有注意到炮制的重要性，对处方中需炮制的品种没有说明炮制方法及炮制依据等。

2. 药材鉴定与检验

中药的来源复杂，包括动物药、植物药、矿物药等；品种混乱，问题较多，在挖掘和收购中极易出现混淆；外形相似、同科属植物的药用部分更易混入，甚至有同科不同属植物的药用部分混用；同名异物；同物异名；有些贵重和紧缺中药遭人为掺假。因此，要重视药材的鉴定和检验标准。

如三七为五加科三七 ［*Panax notoginseng*（Burk.）］ F. H. Chen 的根，是较为常用的名贵中药。其疗效显著、价格昂贵，同物异名现象时有发生，如三七又叫田七、山漆、滇七、参三七、汉三七、田七人参等，各地习惯叫法不同。另一方面，又有同名异物的混乱现象。据统计除五加科三七外以三七为名的药用植物达 20 种以上，分属 11 个科，加之人为伪造，以土代正、以伪冒真的现象时有发生。近年来，各地市场上发现有以竹节参、菊三七、莪术、白及、水三七、藤三七、木薯淀粉伪制品等充作三七销售。

人参，功能大补元气，补脾益肺，安神生津。但在商品中曾发现有用商陆科植物商陆的根冒充人参入药。商陆属逐水药，有毒，其功效与人参完全不同。若老年气虚患者需用人参治疗时误用了商陆，后果极为严重，可见极为有害。

药材鉴定与检验依据现行法定标准有《中国药典》（2020 版）、部（局）颁标准和省、自治区、直辖市标准。标准如有修订，应执行修订后的标准。如所用中药材无法定标准，应制定该药材的质量标准，并按此标准进行鉴定与检验。

（1）中药大辞典、中药志、中草药汇编、收载于《中国药典》（2020版）或部颁附录中只有药材来源的品种不能作为法定标准，例如：《中国药典》（2020版）附录中收载有黄山药、野姜，《中国药典》（2020版）收载的制剂中有这两个药材，但在《中国药典》（2020版）中没有其药材标准，地方标准中亦没有收载。如丁香叶在三级标准中均未收载，不能用丁香的标准代替，类似这种药材需要自拟药材标准。

（2）附于标准后的提取物标准只能该制剂使用。例如：茵栀黄口服液、银黄口服液（金银花提取物）。

（3）药材标准收载于地方标准的，应提供其标准复印件及检验报告。

（4）多来源药材除必须符合中药材质量标准的要求外，一般应固定品种，尤其是对品种不同而质量差异较大的药材。例如：葛根分野葛和粉葛，二者黄酮类成分含量相差几倍甚至十几倍，则应固定品种，并提供品种选用的依据。

（5）原料标准过于简单，难以满足新药研究的要求，应自行完善标准。例如：五味子药材标准（《中国药典》（2020版））中建立有五味子醇甲的高效液相色谱法（HPLC）含量测定方法，为了控制产品质量，在成品中增加了五味子乙素或甲素的含量测定方法，以便更好地从源头控制产品的质量。

（6）当药材质量随产地不同而有较大变化时，应固定产地。例如：不同产地丹参的丹酚酸类有效成分含量相差明显，应固定产地。

（7）当药材质量随采收期不同而明显变化时，购买时应注意采收期。例如：全草入药的益母草应在夏末秋初的花旺盛期采集，此时益母草碱含量较高，疗效好；若延至深秋后，益母草已花落梗黄时采收，质量下降。

（8）含有毒性药材（毒性药材主要指《整顿中药材专业市场的标准》中所列出的28种毒性中药材品种），应特别慎重并提供自检报告。

（9）含有濒危物种的药材，要求说明所用濒危中药材的进货渠道、药源能否满足大生产需要等，特别注意药材来源的合法性和药材的可持续性，不要由于资源的紧缺而影响产品的生产。涉及濒危野生动植物的应当符合国家有关规定。

国家对野生药材实行保护、采猎结合的原则：禁止采猎一级品；采猎二、三级要求有采药证，不得在禁止采猎区、禁止采猎期及以禁用工具采猎。

一级：指濒临灭绝的稀有珍贵野生药材物种，如虎骨、豹骨、羚羊角、梅花鹿茸等。

二级：指分布区域缩小、资源处于衰竭状态的重要野生药材物种，如马鹿茸、麝香、熊胆、穿山甲、蟾蜍、哈士蟆油、金钱白花蛇、乌梢蛇、蕲蛇、蛤蚧、甘草、黄连、人参、杜仲、厚朴、黄柏、血竭等。

三级：指资源严重减少的主要常用野生药材物种，如川（伊）贝母、刺五加、黄芩、天冬、猪苓、龙胆草、防风、远志、胡黄连、肉苁蓉、秦艽、细辛、紫草、五味子、蔓荆子、诃子、山茱萸、石斛、连翘、羌活等。

3. 药材的炮制与加工

药材的炮制与加工方面需注意：①炮制的方法与目的；②炮制标准；③无法定炮制标准的，应阐明科学性和可行性。

炮制加工对某些药材很重要，例如：玉屏风散，使用黄芪、防风、白术，有补气益卫、固表止汗之功用，用于肌表不固或气虚感受风邪而自汗不止；芪术降风散，使用黄芪（麸炒）、防风（炒）、白术（土炒），有补气升阳、健脾利湿之功，用于脾虚运化失职、水湿下注之白带。两者不能互相代替。

有的淫羊藿由于含较多的树枝、叶柄，这些杂质的相对密度比叶大，如果没有经严格的净制，则影响实际投料量，造成制剂中淫羊藿苷转移率过低等。

六味地黄丸中的山茱萸，若含有多量的果核，果核中熊果酸的含量约为果肉的1/6，如不去除，必然会影响到成药的含量和药物的疗效。

二、提取纯化

1. 被研究对象（中药）的特性

①长期人用历史和经验的总结；

②大多来源于植物，成分十分复杂；

③其基础研究相对较为薄弱，有效成分往往不明确或者含量极低；

④多成分、多靶点综合发挥作用。

2. 提取纯化研究的意义

①提取纯化工艺决定药物作用的物质基础，直接影响药物的安全性、有效性，决定着制剂质量的优劣；

②提取纯化技术的合理、正确运用与否关系到药材资源能否充分利用及大量生产的可行性和经济效益。

3. 提取纯化工艺研究的原则

①以保证中药的安全、有效为目的，以保存中药的有效成分，去除无效成分、有害成分为目标；

②由于是在传统用药安全有效的基础上进行开发，因此应重视传统用药经验，并在已有的研究资料基础上研究和提高；

③应围绕和根据中医临床用药及组方特点，以及制剂成型要求、生产设备条件等，制定具体的工艺、方法、条件和程序，具有科学性、先进性及生产的可行性；

④环保、工艺经济问题也应该作为综合考虑的指标。

4. 评价指标的选择

①以处方中某一药材的某一化学成分或有效部位的提取转移率为指标，其成分可能是有效成分之一，也可能仅是指示性成分；

②以水浸出物或有机溶剂浸出物为指标；

③以某一成分的转移率、浸出物的量等几个指标综合评分，以其结果作为评价指标；

④以生物学指标或药效学指标作为评价指标。

5. 提取工艺路线设计基本原则

在充分查阅文献基础上，根据组成药味的成分、药理、临床、新药类别、预实验结果进行全面分析，富集有效成分，除去无效成分，保证提取物的安全、疗效；并考虑生产条件和经济指标，注意生产的可行性，简化工艺步骤，方便生产，降低成本。

（1）注重传统用药经验，提取路线的设计应该是传统用药经验、已有研究的总结与提高。

（2）有效成分或有效部位制剂，应根据其性质设计提取路线。

（3）对于复方制剂，提取工艺路线设计的基础是对处方进行分析，即对处方所涉及的中医药理论的理解和对方剂中药物进行方药分析。①了解本处方的君臣佐使、功能主治；②了解本处方药味的传统用法；③了解本处方药味的性味归经、有毒无毒；④确认药味炮制与否、炮制的目的与方法；⑤检索文献，了解各药味所含化学成分及其理化性质，了解方中各药味的药理作用，特别是与本处方功能主治相关的药理作用。

6. 工艺路线设计中应注意的问题

①重视对提取溶剂的选择：选择溶剂应当考虑利于有效成分溶出、安全、利于环保等，水和乙醇基本满足这些条件。尽量避免使用一、二类有机溶剂。

②依据中药传统用药经验或根据药物中已确认的一些有效成分的存在状态、极性、溶解性等，设计科学、合理、稳定、可行的工艺。例如：某复方含丹参，若设计为：先水提，后醇提，则存在水提后不便控制加醇浓度，且丹参酮类成分遇热不稳定，水煎煮时有部分损失，导致醇提得率低等问题；若设计为：先醇提再水提，大大缩短了丹参酮类成分的受热时间，可显著提高丹参酮类物质的提取转移率。

③设计多条工艺路线进行选择，避免对某条工艺路线先入为主，导致试验与评价时出现偏差。

第三节　中药新制剂提取工艺优化

一、浸提原理

浸提是采用适当的溶剂和方法将药材中的有效成分浸出的操作。矿物药和树脂类药材无细胞结构，其成分可直接溶解或分散混悬于溶剂中。药材经粉碎后，对于破碎的细胞来说，所含成分可被溶出、胶溶或洗脱下来。对于具有完好细胞结构的动植物药材，细胞内成分的浸出，需要经过一个浸出过程，一般可分为浸润、渗透、解吸、溶解、扩散等几个相互联系的阶段。

首先是浸润与渗透阶段，当药材与浸出溶剂混合时，浸出溶剂首先附着于药材表面使之润湿，然后通过毛细管和细胞间隙进入细胞组织中。浸出溶剂是否能附着于药材表面使之润湿，取决于溶剂的表面张力和药材表面物质的性质。如果药材与溶剂之间的附着力大于溶剂分子间的内聚力，则药材易被润湿；反之，药材不易被润湿。

大多数药材组织中含有较多带极性基团的物质，如蛋白质、淀粉、纤维素等，故极性溶剂（水、乙醇等）易于通过细胞壁进入药材内部，而非极性溶剂，如石油醚、乙醚、氯仿等则较难润湿药材。用醇、水等浸提含脂肪油或蜡质较多的中药材时，应先脱脂或脱蜡。用石油醚、乙醚、氯仿等非极性溶剂浸提脂溶性成分时，药材应先行干燥。

溶剂渗入药材内部的速度，与药材所含各类成分的性质有关，还受药材的质地、粒度及浸提压力等因素的影响。药材质地疏松、粒度小或加压提取时，溶剂可较快地渗入药材内部。

其次是解吸与溶解阶段，药材中各成分之间或与组织物质之间，存在一定亲和性而有相互吸附作用。浸出时溶剂对有效成分具有更大的亲和力，渗入药材后解除这种吸附作用，使有效成分以分子、离子或胶体粒子等形式分散于溶剂中，这一过程称为解吸与溶解。

浸出溶剂渗入药材后，有效成分能否被解吸与溶解，取决于成分的结构和溶剂的性质，遵循"相似相溶"规律。此外，加热提取或在溶剂中加入酸、碱和表面活性剂等，可加速分子的运动或增加有效成分的溶解性，有助于有效成分的解吸和溶解。

最后是扩散与置换阶段，当溶剂在细胞中溶解大量可溶性物质后，细胞内溶液浓度显著增高，具有较高渗透压，使细胞内外出现浓度差和渗透压差，这是有效成分扩散的推动力。细胞外侧纯溶剂或稀溶液向细胞内渗透，细胞内高浓度的液体不断向周围低浓度方向扩散，至内外浓度相等、渗透压平衡时，扩散终止。

二、影响浸出的因素

第一个因素是药材粒度，药材粒度主要影响浸出过程中渗透和扩散两个阶段。在渗透阶段，药材粒度小，溶剂易于渗入药材颗粒内部；在扩散阶段，由于药材粒度小，导致扩散面积较大而扩散距离短，有利于药材成分扩散。另一方面，粉碎要有适当的限度，过细的粉末吸附作用强，使扩散速度受到影响，而且粉碎过细常致大量细胞破裂，细胞内高分子物质（如树脂、黏液质等）溶入浸出液中，增大浸出液的黏度而影响扩散速度，浸出杂质增加。同时，药材粉碎过细，给浸出操作带来不便，如浸提滤过困难等。因此，药材的粒度要根据所采用的溶剂和药材的性质而有所区别。

粉碎工艺：应考虑制剂的需要、药材的性质及成分，注意粉碎细度、出粉率、粉碎温度、方法等，从而保证投料的准确，适于后续工艺的需要。

考察指标：粉碎方法、粉碎度、收率、灭菌方法（直接入药）。

原则：粉碎粒度应根据制剂生产需求确定；质地坚硬、不易切制的药材，一般粉碎后提取；一些贵细药材常粉碎成细粉直接入药，以避免损失，如人参；某些药材粉碎成细粉后参与制剂成型，兼具赋型剂的作用，如山药等粉性较强的药材；挥发性成分或遇热不稳定成分的药材应注意粉碎温度，如木香、川芎、白术等；含糖或胶质较高且柔软的药材应注意粉碎方法，如熟地黄、乳香、没药等；毒性药材应单独粉碎并注意粉碎的方法，如雄黄，《中国药典》（2020 版）规定用水飞法可降低毒性。若药材出粉率较低，低于正常情况时，应查找原因。因为出粉率低，不仅影响投药量、成品率，甚至影响到疗效。

第二个因素是药材成分，药材的有效成分多属于小分子物质，大分子物质多属无效成分。由扩散系数 D 可知，分子小的成分比大分子成分易于浸出。因此，小分子成分主要出现在最初的浸出液内，大分子成分主要存在于继续收集的浸出液中。需要注意的是，药材成分的浸出速度还与其溶解性有关，易溶性物质的分子即使较大，也能先浸提出来，这一影响因素未能概括在扩散公式中。

第三个因素是浸出溶剂，浸出溶剂的用量、溶解性能等理化性质对浸出影响很大。浸出溶剂应对有效成分具有较大的溶解度，而对无效成分少溶或不溶，且安全、无毒、价廉易得。

水是最常用的浸出溶剂之一，它对极性物质有较好的溶解性能。一般用离子交换水或蒸馏水，以免水质硬度大，影响有效成分的浸出。其缺点是浸出范围广、选择性差、容易浸出大量无效成分，给制剂操作带来困难，且浸出物易霉变，不宜贮存。

乙醇也是常用溶剂之一，选用不同浓度的乙醇对各类成分有选择性溶解作用。一般乙醇含量 90%（体积分数）以上时，适于浸提挥发油、有机酸、树脂等；乙醇含量 50%~70%（体积分数）时，适于浸提生物碱、苷类等；乙醇含量 50%（体积分数）以下时，适于浸提蒽醌类化合物等。乙醇的缺点是有药理作用，价格较贵，具有挥发性，易燃。

为了提高溶剂的浸出效果或提高制剂的稳定性，有时亦可应用一些浸出辅助剂。例如适当用酸可以促进生物碱的浸出，适当用碱可以促进某些有机酸的浸出。溶剂具有适宜的 pH 也有助于增加制剂中某些成分的稳定性。此外，适宜的表面活性剂能提高浸出溶剂的浸出效能。

第四个因素是浓度梯度，浓度梯度系指药材组织内的浓溶液与外面周围溶液的浓度差，是扩散作用的主要动力，浓度梯度越大则浸出速度越快。选择浸出工艺与浸出设备时应以能创造最大的浓度梯度为基础。一般连续逆流浸提的平均浓度梯度比一次浸提大，浸出效率也较高。浸提过程中的不断搅拌、浸出液的强制循环和更换新溶剂等，均是为了增大浓度梯度，提高浸出效果。

第五个因素是新技术的应用，超声波提取、微波提取、超临界流体萃取等新技术的应用，提高了浸提效率，缩短了浸出时间。例如原来渗漉法浸提颠茄叶中的生物碱需 48h，而用超声波提取法 3h 即可完成。

三、浸提工艺

首先是浸提工艺优化原则：①选择适宜的工艺方法及有效的工艺条件与器械，既能保证制剂的质量，又可提高提取生产效率与经济效益；②影响工艺的因素往往不是单一的，需要多因素、多水平同时进行考察；③固定工艺流程及其所用设备，保证工艺的稳定，减少批次间质量差异；④注意适应工业化生产，减少对环境的污染，符合劳动保护要求；⑤对于新建立的方法，还应进行方法的可行性研究，必要时，应对所用材料的安全性进行考察，控制可能引入的残留物，在获得足以支持其安全、可行的情况下采用。

其次是不同操作环节应优化的工艺参数：①提取挥发油：优选方法、提取时间、药材粒度、提取前浸泡时间等因素；②醇提：优选醇浓度、用量、提取次数（包括时间），醇提适于贵重药、有效成分清楚的，含黏液质、淀粉多的，加热长时间易破坏的药材；③水提：优选煎煮次数、煎煮时间、加水量等，疏松植物药，如无特别要求，首选水提；④渗漉：优选粒度、渗漉速度、浸泡时间、渗漉液收集量等。

最后是中药挥发性成分提取利用研究中的一些共性问题：①是否具有与适应证治疗相关的活性作用；②所含的挥发性成分量的多少，工业生产时提取有无实际意义；③按所拟定的剂型，考虑处理方式与精制程度；④某些挥发性成分有一定毒性作用，应从安全性方面考虑。

挥发性成分的提取利用，应像其他类成分一样，在具有翔实文献或试验研究的基础上，根据药物性质、拟治疗的适应证，以及药理作用的研究基础，结合剂型制备上的要求、大生产的实际情况，围绕制剂的安全、有效、可控，进行系统的分析，从而达到工艺设计的科学合理、实际可行。

四、分离与精制

（一）浸出液的分离

药材浸出液往往是多成分的混合物，既有有效成分，又有无效成分，这些无效杂质会影响制剂的质量和稳定性，且对剂型选择有一定限制。因此，需要对浸出液进行分离操作。常用的分离方法有 3 种：沉降分离法、离心分离法和滤过分离法。

1. 沉降分离法

沉降分离法系指利用固体物与液体介质悬殊的密度差而进行液固分离的一种方法。浸出液经一定时间的静置冷藏后，固体物在重力作用下自然下沉与液体分层，上层澄清液用虹吸法吸出。沉降分离法耗时长，为加速沉降可采取降温或加用澄清剂；分离不够完全，尚需进一步滤过或离心分离，但能除去大量杂质，有利于进一步分离操作。此法适用于固体杂质含量高的溶液的粗分离，对固体杂质含量少、粒子细而轻的浸出液不宜使用。

2. 离心分离法

离心分离法系指利用离心机高速旋转产生的离心力，将浸出液中固体与液体或两种不相混溶的液体分离的方法。离心法与沉降法均为利用混合液密度差进行分离的方法，其不同在于离心分离的作用力为离心力，而沉降分离的作用力为重力，离心机可以产生远大于重力的离心力，因此，离心分离法效率较高。此法适用于含小粒径不溶性微粒、黏度较大的混悬液，以及不相混溶的两种液体混合物的分离。

3. 滤过分离法

滤过分离法系指浸出液通过多孔介质（滤材）时固体微粒被截留，液体经介质孔道流出，达到固液分离的方法。滤过分离有两种机制：一种是过筛作用，即大于滤孔的微粒全部被截留在滤过介质的表面，如薄膜滤过。另一种是深层滤过，即滤过介质所截留的微粒直径小于滤孔平均直径大小，被截留在滤器深层的长而弯曲的孔道中，如砂滤棒、垂熔玻璃漏斗滤过等。滤过的方式主要有常压滤过、减压滤过、加压滤过等。

影响滤过速度的因素：①滤渣层两侧的压力差：压力差越大，滤速越快，故常用加压或减压滤过；②滤器面积：在滤过初期，滤过速度与滤器面积成正比；③滤材或滤饼毛细管半径：滤饼半径越大，滤速越快，对于可压缩性滤渣，可加入助滤剂减小滤饼阻力；④滤饼的毛细管长度：沉积的滤渣层越厚，滤速越慢；⑤料液黏度：黏度越大，滤速越慢，故常采用趁热过滤或保温过滤。

（二）浸出液的精制

精制系指采用适当方法和设备除去中药提取液中杂质的操作。常用的精制方法有：水提醇沉法、醇提水沉法、澄清剂法、酸碱法、大孔树脂吸附法、盐析法、透析法等。

1. 水提醇沉法

水提醇沉法系指先以水为溶剂提取药材有效成分，再用不同浓度的乙醇沉淀去除提取液中杂质的方法，广泛应用于中药浸出液的精制，可降低制剂的剂量，增强制剂的稳定性和澄明度。

水提醇沉法的操作工艺为：药材用水提取，提取液浓缩至每毫升相当于原药材 1~2g，加入适量乙醇，静置冷藏适当时间，分离去除沉淀，回收乙醇，最后制成澄清液体。操作过程中要注意：①加入乙醇时，药液温度一般应为室温或室温以下，以防乙醇挥发；②乙醇的加入应慢加快搅，有助于去除杂质、减少有效成分的损失；③乙醇的加入量应通过计算求得；④醇沉后药液一般于 5~10℃静置 12~24h，以加速杂质凝聚沉降。

水提醇沉工艺的主要依据有两个方面：①药材成分在水和乙醇中的溶解度不同。通过水和不同浓度的乙醇交替处理，可保留生物碱盐、苷类、有机酸等有效成分，去除蛋白质、淀粉、黏液质、油脂、树脂等杂质。一般药液含醇量达到 50%~60%时，可去除淀粉等杂质；当含醇量达到 75%以上时，除了鞣质、水溶性色素等少数无效成分，其余大部分杂质可沉淀去除。②工业生产的成本和安全性。因中药材体积大，若用乙醇以外的有机溶剂提取，用量多，成本高，而且乙醚等有机溶剂沸点低，不利于安全生产。目前，该工艺存在的关键问题是，乙醇沉淀去除的成分是否都是无效成分，经醇沉处理得到的药液是否与未经醇沉的药液等效。

2. 醇提水沉法

醇提水沉法系指先以适当浓度的乙醇提取药材成分，将提取液回收乙醇后，再加适量的水进行沉淀，以除去水不溶性杂质的方法。其原理和操作与水提醇沉法基本相同。先用乙醇提取，可避免药材中大量淀粉、蛋白质、黏液质等高分子杂质的浸出，通过水处理又可将醇提液中的树脂、油脂、脂溶性色素等杂质沉淀除去。本法适用于含蛋白质、黏液质、糖类等水溶性杂质较多的药材的提取精制。但对于有效成分在水中难溶或不溶的药材，不宜采用水沉精制。

3. 酸碱法

酸碱法系指根据单体成分的溶解度与酸碱度有关的性质，在溶液中加入适量酸或碱，调节 pH 至一定范围，使单体成分溶解或析出，达到分离目的的方法。例如不溶于水的生物碱，加酸后可生成生物碱盐能溶于水，再碱化后又重新生成游离生物碱而从水溶液中析出，从而与杂质分离。

4. 澄清剂法

澄清剂法系指在中药浸出液中加入一定量的澄清剂，利用其可降解某些高分子杂质，降低药液黏度，或吸附、包合固体微粒等特性来加速药液中悬浮粒子的沉降，经滤过除去沉淀物而获得澄清药液的一种方法。常用的澄清剂有壳聚糖、明胶、琼脂、蛋清、硫酸铝等。其中壳聚糖应用最多，具有生产成本低、耗时短、保留成分多、无需冷藏设备等优点。其沉降机理为：带正电（—NH_4^+）的壳聚糖与药液中带负电（—COO^-）的杂质发生分子交联而沉降。

5. 大孔树脂吸附法

大孔树脂吸附法系指利用大孔树脂良好的网状结构和极高的比表面积，从中药提取液中选择性地吸附有效成分而达到分离与纯化的精制方法。大孔树脂能够分离纯化有效成分是因其具有吸附性与筛选性，吸附主要通过表面电性、表面吸附、范德华力或氢键等形式实现，筛选性是由其多孔性结构决定的。此法具有高度富集目标成分、减少杂质、有效去除重金属、安全性好、再生简单等特点，已广泛用于分离纯化药材中苷类、黄酮类、生物碱类等成分。

6. 盐析法

盐析法系指在药物溶液中加入大量的无机盐，形成高浓度的盐溶液使高分子物质溶解度降低而沉淀析出，与其他成分分离的一种方法。此法适用于蛋白质的分离纯化，且不使其变性。盐析的原理是由于无机盐的加入导致蛋白质类成分的水化层脱水，溶解度降低而沉淀。常用的盐有氯化钠、硫酸钠、硫酸铵、硫酸镁等。此外，挥发油提取时，加入 20%~25%氯化钠进行蒸馏，可加速挥发油的馏出，提高馏出液中挥发油的浓度，也可直接加入蒸馏液中，使油水更好分层，便于分离。

7. 透析法

透析法系指利用小分子物质在溶液中可以透过半透膜，而大分子不能透过的性质，达到分离纯化的方法。透析法用于去除中药提取液中的鞣质、蛋白质、树脂等高分子杂质，也用于植物多糖的纯化。

第四节　制剂成型工艺研究

成型工艺是在药材的鉴定与前处理，药材的提取，提取液的分离与纯化、浓缩与干燥，直至获得半成品后，根据半成品的物理化学性质与医疗要求，将其制成能直接供临床应用的制剂的工艺过程。通过成型工艺研究，达到方便药物应用，保障药物的有效性，发挥药物最大作用，提高药物稳定性，降低药物毒、副作用，掩盖、改善药物不良异味，影响药物发挥作用的速度、程度、部位等目的。成型工艺的科学性、合理性、成熟程度不仅影响后续研究结果的可靠性、准确性，同时也影响成品生产、检验、临床应用的全过程，并在这一过程中受到成型工艺可重复性的检验。

在继承、发扬传统剂型特长的基础上，融合了现代药剂学理论与技术，中药制剂的成型工艺已引起充分的重视并取得长足进展。但与西药制剂的发展比较尚有差距，如缓控释制剂、长效制剂、靶向制剂还寥寥无几；成型工艺研究所涉及的 4 个过程（见下文），在处方前研究（半成品研究）、制剂技术的研究等方面深度不够。尚需在提高现有中药制剂质量与水平的同时，顺应药物制剂发展趋势，向创制具有中药自身规律与特色的新剂型、新制剂方向发展。

一、中药制剂成型工艺研究内容

成型工艺研究主要包括制剂处方和制剂成型两个方面，涉及 4 个过程，包括半成品的物理化学性质，辅料筛选，制剂处方优化和制剂技术，设备生产，重点考虑以下问题。

首先是成型工艺路线的选择与制剂处方设计间的关系。半成品的物理性状、化学性质是选择成型工艺路线的依据，而工艺路线又可改变处方中辅料的用量和组成。例如：以清膏为半成品，采用湿法制粒，需用大量辅料作为吸收剂，则成品服用剂量较大；若以流化喷雾制粒，即一步制粒工艺，辅料用量少，服用量较小。

其次是成型工艺与生产设备间的适应性。为使实验研究的成型工艺适应规模生产设备的要求，一般要通过中试，调整成型工艺路线和技术参数，并为成型设备选型提供依据。例如：胶囊填充若选用自由流动型填充机，而物料流动性又差者，则应考虑采用制粒成型工艺；若选用螺旋钻压式填充机，因机械往复运动，挤压式充填，能避免分层和充填不均现象，只要物料混合均匀，采用直接填充成型工艺即可。

最后是物料加工处理方法的选择要有针对性。应根据拟制备的剂型和要求，结合具体物料特性，设计相应的方法和有说服力的考察指标；影响成型工艺的因素通常不止一种，在用单因素筛选法考察某一因素影响程度时，其他因素所取水平应相对固定，若几个因素所取水平同时变化，其结果显然难以正确判断，无可比性。

二、剂型的选择

中药剂型的选择与给药途径密切相关。综观人体，可以找到十余个给药途径，如胃肠道、口腔、舌下、鼻腔、肺部、肌内、皮内、皮下、皮肤、眼等。剂型的选择是中药制剂研究与生产的重要内容之一。

（一）剂型选择的基本原则

1. 根据临床治疗的需要

同一药物因剂型、给药方式不同，会出现不同的药理作用，甚至改变药物的作用性质。如枳实，汤剂行气宽中、消食化痰，注射剂升压、抗休克。

同时，不同给药途径，其起效时间快慢亦不同，静脉注射＞吸入给药＞肌内注射＞皮下注射＞直肠或舌下给药＞口服液体制剂＞口服固体制剂＞皮肤给药。因此剂型的选择要考虑临床治疗的需要。

2. 根据药物的性质

中药制剂多为复方，所含成分极为复杂，选择剂型前必须认真进行处方前的研究。药物的理化性质、配伍规律和生物学特性是剂型选择的重要依据。在符合临床用药要求的前提下，应充分考虑所设计剂型对主要药物活性成分溶解性、稳定性和刺激性的影响。对于在胃液中不稳定、对胃刺激性大的药物，一般不宜制成胃溶制剂，而宜制成肠溶制剂，如肠溶片、肠溶胶囊等；对于易氧化的药物，宜选择具有遮蔽作用的制剂，如包衣片剂、胶囊剂等；对于存在明显肝脏首过效应的药物，可考虑制成非胃肠道给药途径的制剂，如栓剂、软膏剂等；对于在溶液状态下稳定性差、易降解的药物，可制成注射用冻干粉针剂等。

3. 根据生产和"五方便"的要求

中药剂型的选择是在满足临床治疗的需要和符合药物性质的前提下，根据拟生产厂家的技术水平和生产条件选择剂型。剂型不同，采用的工艺路线不同，对所需的技术、生产环境、设备等均有不同的要求。剂型设计还应考虑"五方便"（服用方便、携带方便、生产方便、运输方便、贮藏方便）的要求。如儿童用药应尽量做到色美、味香、量宜、效高，并能多种途径给药。

剂型选择举例——软胶囊：适于黏稠性强的中药浸膏，易吸湿或制其他剂型需加较多填充剂；油性药物和低熔点药物；中药挥发油及具有不良气味的成分；含不稳定及易氧化成分。

软胶囊常存在崩解延迟问题，与聚乙二醇（PEG）产生或混有的低分子醛类物质有一定关系。可在囊壳制备中加抗氧剂降低低分子醛类物质的产生，加甘油且胶囊内容物保留 5% 水分避免硬化。

（二）剂型选择的合理性问题

在尊重传统组方、用药理论与经验的基础上，以满足临床医疗需要为宗旨，对药物理化性质、剂型特点、生物特性等方面综合分析，全面考虑与药品安全性、有效性、质量可控性等相关的各种因素，合理选择剂型。

三、中药新制剂的剂量和生物等效性问题

第一个是中药新制剂的生物等效性问题。中药新制剂的研制往往是在有效的中药方剂基础上进行的，"有效"是新制剂开发的前提，因此中药新制剂的等效性至少应与原方剂、原剂型比较。通过炮制、加工、提取、纯化所得半成品是否保留了体现原方剂功能主治的有效组分的种类和数量；与原剂型比较，所选辅料对药物的崩解、释放、溶出是否产生不良影响等问题，直接关系到中药新制剂的生物等效性。

第二个是新制剂服用剂量确定。若没有足够的药理或药代动力学研究依据，应以处方组成的一日剂量为基础，根据制备工艺中半成品的收率和辅料用量来确定，使成品的服用量相当于方剂一日药材量，这样方能保证等效性。实际应用中，常随所治疾病不同，采用原方日服药材量 1 剂量至 1/3 剂量，甚至 1/10 剂量，因此，加强剂量研究，对于现代中药复方制剂尤为重要。

四、统计学方法在制剂研究中的应用

制剂研究中多采用单因素实验设计法、多因素实验设计法（正交设计法、均匀设计法、响应面设计法），常存在的问题有：因素水平选择不当；样本量不符合要求；指标选择不合理；评价方法不妥当；无重复和放大实验。

五、新技术、新工艺的应用

随着成型工艺技术要求的提高和新剂型的增多，制剂新技术和新设备的重要性显得较为突出。如喷雾干燥设备的应用，发挥了较好的功能，避免了长时间受热导致有效成分的降低和破坏，制得的颗粒外观和均匀度较好。制剂新技术包括脂质体、微囊、微球、包合技术、固体分散技术等。

第七章

小分子与生物大分子结合作用的
研究及在医药中的意义

第一节　小分子与生物大分子结合作用的研究技术

一、分子相互作用研究技术

分子相互作用研究技术是一系列用于研究不同分子之间如何相互影响、结合和交互的方法和工具。这些技术帮助科学家深入理解分子之间的结构、力学、亲和性和功能，从而揭示生物分子相互作用、化学反应机制和材料特性。这些研究有助于我们认识生物工程、药物研发、材料科学等领域中的基本原理和应用。

第一种是核磁共振（NMR）技术。NMR 技术利用原子核的磁性性质，可以在分子水平上观察分子的结构和相互作用。通过分析核磁共振谱图，可以了解分子中原子的位置、连接方式以及分子的三维结构。

第二种是 X 射线衍射技术。这种技术使用 X 射线入射到晶体样品上，通过测量射线散射的模式来解析分子的三维结构。X 射线晶体学在研究蛋白质、核酸等生物大分子的结构中具有重要应用。

第三种是计算化学方法。分子动力学模拟和量子化学计算等方法可以模拟分子间相互作用，预测小分子与生物大分子的结合方式。

二、药物研发与生物大分子

药物研发与生物大分子之间的相互关系是现代医药领域的核心内容之一。通过深入研究小分子与生物大分子之间的相互作用，可以为新药物的发现和治疗方法的创新提供有力支持。以下是对这些方面更详细的扩展。

第一是虚拟筛选和分子对接。虚拟筛选是一种利用计算机模拟方法在化合物数据库中寻找可能具有生物活性的分子的过程。分子对接是其中的重要步骤，它模拟分子之间的结合方式，预测小分子与蛋白质的结合位点和模式。通过分析分子之间的互作方式，研究人员可以筛选出潜在的药物分子，这些分子可能与特定蛋白质靶点发生有益的相互作用，从而干预疾病进程。

第二是药物设计。药物设计涉及利用对生物大分子结构和功能的深入了解，通过合理的化学修饰和分子优化，设计出具有特定药理活性和选择性的小分子药物。例如，研究人员可以设计酶抑制剂来干预特定代谢途径，或者设计受体拮抗剂来调节信号传导通路。

第三是靶向疗法。靶向疗法利用小分子与生物大分子之间的特异性相互作用，开发针对特定分子或蛋白质的药物。例如抗体药物是一类通过与特定蛋白质相互作用，抑制其生物活性的药物。这种方法可用于治疗肿瘤、自身免疫性疾病等多种疾病。

第四是基因编辑技术。将小分子与基因编辑技术结合，可以实现对基因组的精确调控，为遗传性疾病治疗提供了新途径。通过设计特定的小分子，可以激活或抑制基因的表达，实现对疾病相关基因的调控。CRISPR-Cas9 等基因编辑技术的发展也使得我们能够直接修复基因突变，为遗传性疾病的治疗提供了前所未有的机会。

药物研发与生物大分子之间的这些策略不仅有助于创造新的药物，还有望提高药物的效力、减少不良反应，以及实现个体化治疗。随着技术的不断发展，药物研发领域将持续受益于对小分子与生物大分子相互作用的深入理解。

第二节　无机小分子与生物大分子的相互作用及医学意义

一、无机小分子与生物大分子的相互作用

（一）酶的激活和调节

酶是生物体内催化化学反应的蛋白质分子，它们在维持细胞代谢平衡和调控生命过程中起着关键作用。金属离子在酶的活性调节中具有突出的调控作用，通过多种机制影响酶的构象和催化效率，从而对生物体的正常功能发挥着重要影响。

1. 结合改变酶的构象

金属离子，如锌离子和镁离子等，能够与酶蛋白质中的特定位点结合，从而引起酶的构象变化。这种构象变化可能包括活性位点的重塑，也可能影响酶与底物的结合方式。通过结合，金属离子可以激活酶或改变其催化中心的性质，使其更适于特定催化反应。

2. 影响催化效率

金属离子结合到酶的催化中心中，可以调整催化活性位点的电荷分布和结构，从而影响催化反应的速率和效率。金属离子可以提供额外的配体或催化活性位点，通过与底物相互作用，促进反应进行。这种作用类似酶与辅因子的协同作用，提供了必要的功能基团，使酶能够催化复杂的生化反应。

3. 辅助因子促进特定反应

在生物体内，金属离子如锌离子、铁离子、镁离子等与酶之间的协同作用是生命活动的基础之一。这种协同作用不仅调节酶的活性，还参与细胞信号传导、分子合成以及生物体内的能量转化等关键过程。

（1）锌离子的调控作用　锌离子在生物体内充当了许多酶的辅因子，参与调节酶的催化活性和结构稳定性。举例来说，锌指蛋白是一类结合锌离子的转录因子，它们能够与 DNA 结合并调控基因的转录。这种调控作用影响着细胞分化、增殖以及应激响应等生理过程。

（2）铁离子的关键角色　铁离子在生物体内具有多种重要功能。它是血红蛋白和肌红蛋白的组成部分，参与氧气的运输和释放，维持细胞呼吸。此外，铁离子还参与调节细胞色素 P450 酶的活性，促使药物代谢和内源性化合物的氧化还原反应。

（3）镁离子的结构支持　镁离子在生物体内主要参与维持核酸分子的结构稳定性。它与 DNA 和 RNA 分子结合，通过与磷酸基团形成稳定的配位结构，维持核酸的立体构象。这对于基因复制、转录和翻译等过程至关重要。

（二）离子平衡与细胞稳态

在生物体内，离子平衡是维持细胞稳态和正常生理功能的关键因素。离子如钠离子、钾离子、氯离子等在细胞内外的平衡状态对于细胞的电位差、兴奋性和信号传导等起着关键调节作用。以下将深入探讨离子平衡在细胞稳态中的作用以及与医学的关系。

1. 离子平衡的细胞调节

细胞膜是一个半透膜，通过主动转运和通道蛋白等机制维持着细胞内外的离子平衡。钠钾泵是细胞膜上的一种重要转运蛋白，通过主动转运调控细胞内钠离子和钾离子的浓度差，维持细胞内外的电位差。这个电位差对于细胞兴奋性和神经传导至关重要。

2. 细胞兴奋性和神经传导

钠离子和钾离子在细胞膜上的通道蛋白中发挥着重要作用。细胞在静息状态下，细胞膜上的钠通道关闭，钾通道半开放，维持着负电位。当神经信号传递到细胞膜上时，钠通道打开，钠离子内流，细胞内电位变正，产生兴奋性。随后，钾通道打开，钾离子外流，细胞内电位恢复，完成兴奋-抑制过程。这种离子平衡和通道蛋白的相互作用是神经传导的基本机制。

3. 核酸稳定性与金属离子的调控作用

核酸，包括 DNA 和 RNA，是生命中的重要分子，承载着遗传信息和生物活性的编码。这些分子的结构和稳定性对于生物体内众多生理过程的正常进行至关重要。金属离子，尤其是镁离子，在核酸的稳定性和生物合成过程中扮演着关键的调控角色，从而对细胞的生存和功能产生深远影响。

（1）核酸稳定性与金属离子的相互作用　核酸是由核苷酸单元构建而成的双链分子，其稳定性和结构对于信息传递和复制的准确性至关重要。金属离子，特别是镁离子，可以通过与核酸分子中的负电荷相互作用，稳定核酸的双链结构。镁离子通过与核酸中的磷酸根离子结合，中和了磷酸根的负电荷，减少了核酸间的静电排斥，从而促进了双链的稳定性。

（2）生物合成过程的调控   金属离子不仅在维持核酸的结构稳定性方面发挥作用，还参与了核酸的生物合成过程。例如，在 DNA 复制过程中，镁离子作为辅助因子，促进了 DNA 聚合酶的催化活性，从而确保了准确的 DNA 复制。此外，在 RNA 的剪切、修饰和折叠等生物合成过程中，金属离子的存在也起到了重要的调控作用。

（三）矿物质对骨骼和牙齿的关键作用

矿物质在维护骨骼和牙齿的健康方面扮演着至关重要的角色。它们不仅是骨骼和牙齿的主要组成成分，还与其他营养元素如蛋白质和维生素 D 等协同作用，共同维持着身体内骨骼结构的稳定性、强度和生理平衡。

1. 骨骼构建与维护

矿物质，尤其是钙和磷，是骨骼的主要成分。骨骼是人体的支撑结构，也是钙、磷等矿物质的主要储存库。钙为骨骼提供了坚实的支撑，而磷则是骨骼矿物质基质的一部分。在生长发育期，骨骼的形成和增长需要足够的钙和磷供应。这些矿物质与骨胶原蛋白和其他蛋白质一起，构建出具有强度和弹性的骨骼结构。

2. 牙齿健康与保护

类似于骨骼，牙齿也依赖矿物质来维持其健康和强度。牙齿的主要成分是羟基磷灰石，这是一种含有磷酸根离子的矿物质。矿物质在牙釉质和牙本质中的分布，赋予了牙齿耐受酸腐蚀、抵御外界冲击的能力。

3. 矿物质与协同作用

矿物质在骨骼和牙齿的健康中与其他营养元素协同作用。例如，维生素 D 是一种重要的脂溶性维生素，促进钙和磷的吸收和利用，有助于维持骨骼的钙平衡。此外，矿物质的代谢还与钠离子、镁离子等离子的平衡息息相关，这种平衡对于维持骨骼的正常生理功能非常重要。

二、医学意义

（一）药物开发与治疗

无机小分子在药物开发和治疗领域具有广泛的应用，尤其是金属离子在癌症治疗等方面的作用引起了人们的兴趣。以下将探讨其在医学中的意义。

1. 新药物的发现与设计

无机小分子在新药物的发现和设计中具有巨大潜力。研究人员可以通过合成、修饰无机分子，使其具备特定的生物活性，用于治疗特定疾病。例如，通过合成金属配合物，可以设计出针对特定蛋白质或细胞的靶向药物，从而实现更精准的治疗。

2. 医学领域的挑战与前景

尽管无机小分子在药物开发中有着广泛的应用，但也存在着一些挑战。金属配合物的毒性和副作用是需要解决的问题，因为它们可能影响正常细胞的功能。此外，药物的传递和释放技术也需要不断改进，以确保药物在体内能够准确地作用于目标组织或细胞。

尽管存在挑战，无机小分子在药物开发和治疗领域的前景依然广阔。随着科技的进步，我们有望更好地理解无机小分子与生物分子之间的相互作用，从而开发出更有效、更精准的药物，为医学研究和治疗提供新的可能。

（二）矿物质补充与健康

矿物质在体内的适量摄入对于健康至关重要。它们在骨骼、神经系统、代谢和许多其他生理过程中扮演着重要角色。医学上，矿物质的补充对于预防和治疗多种疾病具有重要意义。以下将进一步探讨矿物质补充的医学意义。

1. 骨质疏松症的预防与治疗

钙、磷等矿物质是维持骨骼健康的关键成分。骨质疏松症的特征是骨骼变薄、强度下降，容易导致骨折。女性更容易在更年期后出现骨质疏松，而老年人也容易患上骨质疏松症。适当的矿物质补充，尤其是钙和维生素 D，可以增加骨密度，减少骨折风险，延缓骨质疏松症的发展。

2. 贫血和矿物质缺乏相关疾病

铁是血红蛋白的重要成分，对于氧气的运输至关重要。铁缺乏可以导致贫血，即血红蛋白水平降低，影响氧气的输送，引起疲劳、头晕等症状。另一方面，锌在免疫系统和细胞代谢中发挥作用，锌缺乏可能导致免疫功能下降。适当的矿物质补充可以预防和治疗这些与矿物质缺乏相关的疾病。

3. 调节生理平衡和代谢

矿物质在细胞内外的平衡对于维持生理平衡和代谢功能至关重要。例如，钠、钾和氯等离子在细胞膜上维持电位差，影响神经传导和肌肉收缩。矿物质的不足可能导致电解质紊乱，影响心脏、肾脏等器官的功能。

4. 适当补充的重要性

矿物质补充应该在医生或专业医疗人员的指导下进行，以确保适量和适时。过量摄入某些矿物质也可能产生毒性。不同年龄、性别和健康状况的个体可能有不同的矿物质需求，因此，专业医疗建议在补充矿物质时尤为重要。

（三）诊断与医学影像

医学影像学在现代医疗中起着至关重要的作用，它通过各种技术和方法，帮助医生观察和分析患者体内的结构和状况。金属离子在医学影像学中扮演着关键的角色，特别是在造影剂的应用方面，为医生提供更清晰的影像信息，有助于疾病的准确诊断和治疗规划。以下将深入探讨金属离子在医学影像学中的医学意义。

1. 造影剂的应用

金属离子，尤其是一些高密度金属如碘、铋等，常被用作医学影像学中的造影剂。造影剂是为增强影像观察效果而注入（或服用）到人体组织或器官的化学制品。在 X 射线造影中，碘化剂是常用的造影剂，通过静脉注射后，它们会积聚在特定的组织或血管内，增加这些区域的对比度，从而在影像中更清晰地显示出来。这些造影剂使医生能够更准确地观察内脏器官、血管结构和病变情况。

2. 提供精准诊断信息

医学影像学在临床诊断中扮演了不可或缺的角色。通过金属离子构建的造影剂，医生可以在不侵入体内的情况下获取高质量的影像信息，帮助他们更好地判断病变的性质、大小、位置等，从而做出更准确的诊断。例如，使用造影剂可以帮助发现肿瘤、血管狭窄、结石等情况。

3. 指导治疗规划

除了诊断，金属离子的应用还可以指导治疗规划。医学影像可以帮助医生了解病变的严重程度、扩展范围以及与周围组织的关系。在外科手术、放疗、介入治疗等过程中，医生可以根据影像信息更精确地定位和操作，最大限度地保护正常组织，提高治疗效果。

4. 无创性与安全性

金属离子作为造影剂的应用具有无创性和安全性。与传统的手术检查相比，医学影像技术不需要切开体表或进入体内，减少了患者的疼痛和恢复时间。此外，造影剂的使用应经过严格的安全性评估，尽量减少对患者的不良影响。

第三节　有机药物小分子与生物大分子间的相互作用

一、药物与蛋白质的相互作用

（一）药物的靶点蛋白质

有机药物小分子的作用机制通常涉及与特定蛋白质靶点的相互作用，这一关键步骤在药物研发和医学应用中扮演着至关重要的角色。这些靶点蛋白质可以是酶、受体、离子通道等，它们在生物体内的正常生理过程中发挥着关键作用，而药物的作用则是在干预或调节这些过程中产生治疗效果。

1. 酶

酶是生物体内催化化学反应的蛋白质，调控生命的代谢途径。药物可以通过与特定酶结合，抑制或促进酶的活性，从而影响代谢途径。例如，抗生素类药物可以通过抑制细菌特定酶的活性，阻断其细胞壁合成，实现抗菌治疗。

2. 受体

受体蛋白质在细胞膜上或细胞内，作为信息传递的中介，与生物体内的信号分子相互作用。药物可以通过与受体结合，激活或抑制信号通路，从而影响细胞的生理功能。例如，抗抑郁药物通过调节神经递质受体的活性，影响情绪调节。

3. 离子通道

离子通道是细胞膜上的蛋白质，调控离子流入或流出细胞，影响神经传导和细胞兴奋性。药物可以通过调节离子通道的活性，干预细胞的电信号传递。例如，钠通道拮抗剂可以用于治疗心律失常。

药物的研发通常涉及对这些靶点蛋白质的深入研究，包括结构、功能和调控机制。通过探索这些蛋白质的特性，研究人员可以设计出与之相互作用的药物分子，实现精准的药物治疗。同时，了解药物与靶点蛋白质的相互作用机制，也有助于预测药物的效果、药物副作用以及药物的适应证范围，为药物的合理应用提供科学依据。

（二）药物的亲和力

药物与生物大分子之间的相互作用是药效发挥的基础，其中亲和力和配体-受体的结合是影响药物作用的关键因素。这种分子级的亲和作用在药物研发和医学治疗中具有至关重要的作用，它决定了药物与靶点之间的相互作用效果，从而影响治疗的成功与否。

1. 亲和力的概念

亲和力是指药物分子与靶蛋白质之间相互吸引的程度。在分子水平上，药物分子与靶蛋白质结合的强度取决于它们之间的相互作用力，包括范德华力、电荷相互作用、氢键等。亲和力的强弱直接影响药物与靶蛋白质之间的结合稳定性。

2. 配体-受体结合与药物作用

药物通常在靶蛋白质的特定结构域与其结合，形成配体-受体结合。这种结合可以导致蛋白质的构象变化，进而影响蛋白质的功能。例如，药物与受体的结合可以激活或抑制特定信号通路，干预代谢途径，抑制疾病发展。

3. 影响药物亲和力的因素

药物与靶蛋白质的亲和力受多种因素影响。药物的分子结构、电荷分布、立体构型等可以影响其与蛋白质的结合模式。同时，蛋白质的结构和构象也决定了药物能否有效地与其结合。因此，药物研发过程中需要综合考虑药物与靶蛋白质之间的相互作用特点，以优化药效。

4. 药物研发和医学治疗的影响

了解药物的亲和力与靶蛋白质之间的结合机制，有助于指导药物的设计和研发。科学家可以通过对药物分子结构的调整，提高其与靶蛋白的结合亲和力，从而增强药物的效果。同时，在医学治疗中，针对特定靶蛋白质的高亲和力药物可以更准确地干预疾病过程，减少不必要的副作用。

（三）药物的作用机制

药物的作用机制涉及药物分子与生物大分子，尤其是蛋白质之间的相互作用。这种相互作用可以在分子水平上影响细胞内的生理过程，实现药物的治疗效果。以下将更详细地探讨药物的作用机制，特别是药物与蛋白质的相互作用如何影响蛋白质活性和细胞信号传导。

1. 调控蛋白质活性

药物可以通过与特定蛋白质结合，影响蛋白质的催化活性。例如，一些药物被设计成酶抑制剂，它们与特定酶的活性位点结合，阻止酶与其底物结合，从而抑制代谢途径的进行。这种抑制可能干扰生物体内的代谢平衡，阻断病原体的生长或防止异常细胞的增殖。

2. 调节细胞信号传导

药物也可以通过与细胞膜受体结合，调节细胞内的信号传导过程。细胞膜受体通常是蛋白质，它们在细胞信号通路中起着关键作用。药物与受体结合后，可能激活或抑制细胞内的信号传递，影响细胞的生理响应。例如，药物可以模拟自然配体与受体的相互作用，引发一系列信号级联反应，调节细胞的行为。

3. 抑制异常细胞生长

一些药物的作用机制涉及抑制异常细胞的生长和增殖。肿瘤细胞通常会因为某种信号通路的异常活化而失去正常的细胞周期控制，导致异常增殖。药物可以针对这些异常信号通路，通过与关键蛋白质相互作用，阻止肿瘤细胞的增殖，从而实现治疗效果。

二、药物在细胞内的作用机制

（一）药物的细胞内渗透

有机药物的细胞内渗透是药物分子发挥作用的首要步骤之一，其理解对于药效的实现和治疗的成功至关重要。这一过程涉及多种细胞膜途径和载体蛋白的参与，是现代医学中药物研发的关键一环。

1. 细胞膜的渗透途径

（1）被动扩散 某些小分子药物具有足够的脂溶性，可以直接通过细胞膜的脂质双层进行被动扩散，进入细胞内部。这种扩散是基于浓度梯度的，不需要能量消耗。

（2）载体蛋白介导的主动转运 细胞膜上存在许多载体蛋白，它们能够选择性地识别和运输特定药物分子。这种主动转运通常需要能量，并且可以对药物的渗透速率进行调控，以适应细胞的需要。

2. 药物与细胞的相互作用

（1）膜通道　一些有机药物可以通过细胞膜上的通道蛋白进入细胞内部。这些通道通常会选择性地允许特定类型的分子通过，从而实现对药物的选择性渗透。

（2）载体蛋白　细胞膜上的载体蛋白可以特异性地结合药物，然后将其运输进入细胞内。这种相互作用可能涉及药物与载体蛋白之间的化学结合或物理吸附。

（3）胞吞作用和胞吐作用　大分子药物或纳米药物可以通过细胞的胞吞作用进入细胞，或者通过胞吐作用从细胞内释放出来。这种方式在靶向药物输送中具有重要意义。

3. 药效的实现

药物进入细胞后，它们与细胞内的目标分子相互作用，发挥药效。这些目标分子可以是特定蛋白质、酶、核酸等，通过与这些分子的相互作用，药物可以调节细胞的代谢、信号传导或基因表达等过程。

（二）药物的代谢和降解

药物的代谢和降解是药物在体内发挥药效的一个重要过程。细胞内酶系统的作用可能导致药物的代谢和降解，从而影响药物的药效和持续时间。深入了解药物的代谢途径和降解机制对于药物设计、用量选择以及治疗效果的优化至关重要。

1. 药物代谢途径的了解

细胞内存在多种酶系统，能够将药物转化为不同的代谢产物。这些代谢途径可以分为两大类：相位Ⅰ代谢和相位Ⅱ代谢。相位Ⅰ代谢通常是通过氧化、还原或水解等反应，使药物的结构发生变化。相位Ⅱ代谢涉及药物与内源性物质结合，如葡萄糖醛酸、硫酸等，使药物更易于排泄。了解药物的代谢途径有助于预测药物在体内的转化过程。

2. 代谢对药效的影响

药物的代谢可以影响其药效、毒性以及药物的血浆半衰期。一些药物在体内经过代谢后会产生活性代谢产物，而另一些药物则可能通过代谢失活。药物的代谢速率会影响药物在体内的滞留时间，从而影响药物的治疗效果。

3. 优化药物设计和用量

深入了解药物的代谢和降解机制，可以为药物设计和用量选择提供指导。合理设计药物分子结构，使其更容易受到细胞内酶系统的代谢作用，有助于控制药物的释放速率和药效持续时间。此外，了解药物代谢途径，有助于预测药物与其他药物之间的相互作用，从而避免不良药物相互作用的风险。

4. 个体差异和药物代谢

个体差异在药物代谢中也起着重要作用。由于基因型、饮食、环境等因素的影响，不同个体的药物代谢途径可能存在差异。这也解释了为什么某些药物在某些人身上有效，而在其他人身上效果不佳。个体化的药物治疗正逐渐成为医学发展的趋势，以更好地满足每个人的特定需求。

（三）药物的作用机制

药物是医学治疗的基石，其作用机制关系着疾病的发展和治疗的效果。药物通过与细胞内的分子相互作用，干预细胞信号传导、基因表达、蛋白质合成等多种生物过程，从而产生治疗效果，控制疾病进程。

1. 干预细胞信号传导

细胞信号传导是细胞内外信息交流的重要途径。药物可以通过与受体结合，影响受体的活性，从而改变信号传导的强度和方向。例如，抗生素可以通过干扰细菌细胞膜蛋白的信号传导，抑制细菌生长。

2. 调控基因表达

药物可以通过与核酸分子相互作用，影响基因的表达水平。基因表达调控是生物体内多种生理过程的关键。某些药物可以靶向特定基因序列，抑制或促进基因的表达，从而实现治疗目标。例如，抗癌药物可以靶向癌细胞的基因，阻止癌细胞的增殖。

3. 干扰蛋白质合成

蛋白质合成是生物体内细胞生命周期的重要组成部分。药物可以通过与蛋白质合成过程中的分子相互作用，抑制蛋白质的合成。这种作用可以针对特定蛋白质，阻止其合成，从而影响生物过程。例如，抗生素可以阻止细菌合成蛋白质，抑制细菌生长。

4. 调整代谢途径

细胞代谢是生物体内维持生命活动所必需的过程。某些药物可以影响特定代谢途径的关键酶，从而改变代谢产物的生成。这种干预可以用于治疗代谢性疾病，如糖尿病等。

第四节　有机小分子的生物毒性及其与生物大分子的结合作用

一、有机小分子的生物毒性

（一）毒理机制

有机小分子在与生物体相互作用时，可能通过多种机制引发生物毒性，这涉及多个层面的影响，从细胞膜到细胞内部的分子。

1. 细胞膜相互作用

有机小分子可能与细胞膜相互作用，影响细胞膜的完整性和功能。这种作用可能导致细胞膜的破坏，使细胞内外物质交换受到干扰，最终影响细胞的生存能力。

2. 细胞器膜相互作用

有机小分子可能与细胞器膜发生相互作用，影响细胞器的结构和功能。细胞器在细胞内有着重要的生理功能，其受到干扰可能导致细胞代谢紊乱、能量产生不足等。

3. 蛋白质结合干扰

有机小分子可能与细胞内蛋白质相互作用，影响蛋白质的构象和功能。这种相互作用可能导致蛋白质失去正常的生物活性，进而干扰重要的生物过程，如酶的催化作用。

4. 细胞信号传导干扰

有机小分子可能干扰细胞信号传导通路，导致细胞内外的信息传递中断。这可能会影响细胞的生长、分化、存活等重要生理过程，甚至引发疾病。

5. DNA/RNA 相互作用

有机小分子可能与细胞核酸相互作用，影响基因表达或复制。这种干扰可能导致基因突变、细胞周期异常等，最终引发细胞功能紊乱。

（二）代谢产物

在药物的生物体内代谢过程中，产生的代谢产物是一个重要的因素，它们既可能有助于药物的活性，也可能带来潜在的毒性。代谢产物的形成和作用机制对药物安全性和疗效的评估具有重要意义。

1. 代谢途径

在生物体内，药物通常会经历代谢途径，其中包括化学反应，如氧化、还原、水解等。这些反应往往由细胞内的酶系统催化。代谢途径的不同可能导致产生多种代谢产物。

2. 活性代谢产物

有些代谢产物可能比原药物更具活性，可能在药物治疗的同时产生额外的治疗效果。这种情况在某些药物中是有意追求的，因为活性代谢产物可能比原药物更具特异性和效力。

3. 毒性代谢产物

一些代谢产物可能具有潜在的毒性，可能对细胞、组织或器官产生不良影响。这些毒性代谢产物可能与细胞内的生物分子相互作用，导致细胞损伤、炎症反应、氧化应激等。

4. 长期使用的风险

代谢产物可能对长期使用药物的患者产生影响。在药物治疗期间，代谢产物可能累积并导致药物的毒性累积。这强调了对药物代谢途径和代谢产物进行长期监测的重要性。

5. 个体差异

个体差异在药物代谢和代谢产物形成方面起着关键作用。由于遗传因素和其他生理差异，同一药物在不同个体中代谢途径和代谢产物可能存在差异，从而影响药物的安全性和疗效。

（三）药物相互作用

药物相互作用是药物研发和临床应用中重要的考虑因素，对于药物的治疗效果和毒性产生显著影响。药物之间的相互作用不仅可能影响其药代动力学，还可能改变其药效、毒性以及患者的健康状况。以下将深入探讨药物相互作用的重要性及其对治疗效果与毒性的影响。

1. 药物代谢与相互作用

药物通常在体内经过代谢，细胞色素 P450 酶家族参与其中一些药物的代谢。不同药物可能竞争性地与这些酶结合，影响药物的代谢速率。这可能导致药物在体内浓度升高或降低，从而改变其药效和毒性。例如，一个药物可能通过干扰另一个药物的代谢途径，增加其毒性或减弱其治疗效果。

2. 药物与受体相互作用

药物可能与同一受体结合，产生相互作用。这可能导致互补效应、竞争性抑制或增强，进而改变药物的效果。药物之间的相互作用可能是增强疗效的机制，也可能是毒性增加的原因。

3. 毒性相互作用

一些药物相互作用可能导致毒性的累积。当多种药物同时使用时，它们的毒性可能相互叠加，导致严重的不良反应。这需要医生在制定治疗方案时仔细考虑药物的相互作用，以避免潜在的危险。

4. 临床意义

药物相互作用在临床实践中具有重要意义。医生需要了解患者正在使用的所有药物，以评估可能的相互作用，并在必要时调整剂量或选择不同的治疗方案。这有助于确保治疗的安全性和有效性。

二、有机小分子与生物大分子的相互作用

（一）药物-蛋白质相互作用

在药物研发和医学应用中，药物与蛋白质的相互作用是一个至关重要的领域。这种相互作用可以决定药物的治疗机制、疗效和潜在毒性。深入了解药物与蛋白质之间的结合方式和力度，可以帮助我们更好地理解药物的作用机制，平衡其疗效和毒性。以下将进一步探讨药物与蛋白质的相互作用，以及它们对药物的效果和安全性的影响。

1. 药物的治疗机制

有机小分子通过与蛋白质结合，影响蛋白质的构象和功能，从而实现药物的治疗效果。例如，抑制特定酶的药物可以阻止代谢途径，抑制疾病的发展；与细胞膜受体结合

的药物可以调节细胞信号传导，实现治疗目标。

2. 靶点特异性

药物-蛋白质相互作用的特异性很重要。药物需要针对特定的蛋白质靶点，以确保治疗的准确性。药物的特异性有助于避免不必要的副作用和毒性。

3. 力度与效果

药物与蛋白质结合的力度会影响药物的疗效。适度的结合可以在靶点上产生所需的生物效应，而过强或过弱的结合可能导致治疗不足或不良反应。

4. 不良反应的潜在性

药物与蛋白质的相互作用可能导致不良反应。一些药物可能与非靶标蛋白质结合，产生副作用。了解这些非特异性的相互作用有助于预测药物的潜在毒性。

5. 个体差异

不同个体的蛋白质组成和表达水平可能导致对药物的不同响应。一些人可能因为特定的蛋白质变异而对某些药物更敏感或更不敏感。

（二）药物-核酸相互作用

药物与核酸（DNA、RNA）之间的相互作用在现代医学中具有广泛的应用前景，但也存在着治疗挑战和不良影响的风险。这种相互作用不仅涉及基因表达的调控，还能够用于治疗肿瘤、病毒感染等疾病。以下将深入探讨药物与核酸的相互作用的医学意义和潜在风险。

1. 调控基因表达

有机小分子与核酸之间的相互作用可以影响基因的表达水平，从而调控细胞的生理过程。这种作用可以通过干扰特定基因的启动子或调节区域来实现。例如，某些药物可以靶向肿瘤细胞中的癌基因，抑制其表达，从而达到治疗肿瘤的目的。

2. 治疗挑战和前景

药物-核酸相互作用在治疗肿瘤、病毒感染等领域具有巨大的潜力。通过特定的相互作用方式，药物可以干扰肿瘤细胞的增殖和生存机制，或阻止病毒的复制和传播。这为疾病治疗提供了新的策略，为患者带来了希望。

3. 潜在的不良影响

药物-核酸相互作用的潜在风险也需引起重视。虽然有机小分子的干预可以调节基因表达，但过度的干预可能导致非预期的副作用，影响正常细胞功能。此外，相互作用的特异性也是挑战之一，因为核酸序列的多样性可能影响药物的选择和效果。

4. 创新治疗策略

有机小分子与核酸的相互作用为创新治疗策略提供了可能。例如，RNA 干扰疗法利用小分子与 RNA 相互作用，降低特定基因的表达，已经在治疗某些遗传性疾病和肿瘤方面取得了进展。

（三）药物-细胞膜相互作用

细胞膜是生物细胞的外层边界，它在维持细胞内外环境平衡、物质交换以及信号传导等生命活动中发挥着关键作用。有机小分子与细胞膜的相互作用是药物与生物体之间的重要交互过程。这种相互作用不仅影响药物的生物分布和效果，还可能对细胞的稳定性、生存和功能产生深远影响。

1. 细胞通透性的改变

有机小分子可以与细胞膜的成分相互作用，影响细胞膜的通透性。一些药物可以促使细胞膜发生构象变化，增加特定分子的穿透能力，从而改变细胞的内外物质交换。这种改变可能导致药物进入细胞，实现治疗目标，或者导致异常物质的进入，产生不良效应。

2. 信号传导的影响

细胞膜上的受体和信号分子是细胞间相互通信的重要媒介。有机小分子可能与细胞膜上的受体结合，干扰正常的信号传导通路。这可能导致细胞的生理活动受到干扰，影响细胞的功能和反应。

3. 细胞稳定性的改变

细胞膜的稳定性对于维持细胞结构和功能至关重要。有机小分子与细胞膜脂质相互作用，可能导致膜的破坏或变性，影响细胞的稳定性。这可能对细胞的生存产生影响，甚至引发细胞死亡。

4. 药物递送的策略

有机小分子与细胞膜的相互作用还可以用于药物递送。通过设计合适的分子结构，药物可以有效地与细胞膜相互作用，实现精准地将药物递送到靶细胞，从而提高药物的疗效，减少不良反应。

有机小分子的生物毒性和其与生物大分子的相互作用关系着药物的安全性、疗效和毒性。深入研究这些作用机制，可以帮助药物研发人员更好地预测药物的潜在风险和效果，优化药物设计，确保患者的健康和安全。

第八章

配位化合物在医药领域中的研究与应用

第一节 金属离子配合物药物的研究

配位化合物是以金属正离子（或中性原子）作为中心，有若干个负离子或中性分子按一定的空间位置排列在其周围形成的复杂化合物。

金属离子配合物药物的研究涉及将金属离子与有机分子（通常称为配体）结合形成复合物，以开发用于治疗疾病的药物。这些复合物通常在医学和生物学领域中研究和应用，被称为金属配合物药物。

金属离子配合物药物的研究主要基于以下几个方面。

第一方面是选择性和特异性，不同金属离子和配体的组合可以诱导不同的性质和生物活性。研究人员会深入了解目标疾病的特性和分子机制，以选择适合的金属离子和配体，从而实现药物的特异性作用。通过精确的配位设计，可以确保药物只针对特定分子或细胞，减少不必要的副作用。

第二方面是生物活性增强，金属离子可以显著增强药物的生物活性。通过形成金属配合物，药物的药理学性质可以得到加强，从而提高其效力。例如，一些金属离子可以增加药物的氧化还原反应活性，从而增强其抗氧化、抗炎或抗肿瘤等生物活性。

第三方面是靶向治疗，金属离子配合物药物可以通过精心设计配体的结构，使其具有特异的靶向性。这样的设计可以使药物更精确地定位到特定的组织或细胞，从而减少对健康组织的影响。通过提高药物在病变组织中的积累，靶向治疗可以提高疗效并减少不良反应。

第四方面是药代动力学研究，研究金属离子配合物药物的药代动力学是了解药物在体内行为的关键。这包括吸收、分布、代谢和排泄等过程。这些信息有助于制定合理的用药方案，确保药物在适当的时间内达到有效浓度，并帮助避免潜在的药物相互作用或毒性问题。

第五方面是药物稳定性，金属离子可以对药物的稳定性产生影响。一些金属配合物可以增强药物的稳定性，延长其药效持续时间。这可以减少用药频率，提高患者的便利性和依从性。

第六方面是多功能性，金属离子配合物药物可以设计成具有多种功能的复合物。例如，一个复合物可以同时具备药物治疗和成像功能，从而在诊断和治疗中发挥双重作用。此外，可激活的药物递送系统可以在特定条件下释放药物，实现更精准的治疗。

第七方面是毒性和安全性评估，研究金属离子配合物药物需要进行全面的毒性和安全性评估。金属离子的毒性水平可能会影响药物的疗效和安全性。通过系统的毒性研究，可以确定药物的最佳剂量范围，并评估潜在的不良反应和长期效应。

总的来说，金属离子配合物药物的研究旨在开发更具效力、选择性和安全性的药物，以满足临床上不同疾病的治疗需求。这需要化学、生物学、医学等多个学科的知识的综合应用，以及对金属离子与配体之间相互作用及其在生物体内行为的深入理解。

第二节　药物小分子配体配合物在医药中的研究

由中药配位化学学说可知，相比于有机成分和微量金属元素，中药的有效化学成分更可能是有机成分和微量金属元素所合成的配合物。配合物具有有机成分或微量金属离子的活性，又因为有机成分和微量金属离子二者间存在协同或拮抗的作用，所以有机成分或微量金属离子的活性得到增强或减弱。而配合物增强有机成分或微量金属离子作用的原理在药学领域上得到了充分的应用，比如，抗癌药、抗炎药、抗氧化剂等药物的研发。除此之外，配位化合物的独特性质使其在解毒药物的研究与应用方面展现出了巨大的潜力。

一、配合物在免疫药物方面的研究与应用

黄芩苷是中药黄芩的主要有效成分之一，可调节机体的免疫功能。黄芩苷锌配合物是由黄芩苷当配体和锌离子为中心原子所合成。舒荣华等为了探究小鼠免疫功能受黄芩苷锌配合物的影响，分别用黄芩苷和黄芩苷锌配合物对不同昆明种小鼠进行处理，实验结果表明黄芩苷锌配合物对红细胞免疫和非特异性免疫都有增强效果，而且增强效果优于单独使用配体黄芩苷。因黄芩苷的作用，巨噬细胞的吞噬功能和细胞 C3b 受体的活性都得到增强，且血清中溶菌酶的含量也得到提高，但效果都低于黄芩苷锌配合物。可以看出黄芩苷锌配合物对免疫功能的增强效果比单独使用配体黄芩苷要强。

茶多酚是茶叶中多酚类化合物的一个总称，对机体的免疫力有增强作用。表没食子儿茶素没食子酸酯是茶多酚的主要成分之一，可调节机体的免疫力。钱丹丹等发现表没食子儿茶素没食子酸酯锌配合物可增强老年小鼠的免疫功能，有成为免疫增强剂的可能。以肝组织、血清中丙二醛含量的变化以及血清中脑过氧化氢酶、超氧化物歧化酶等酶的活性的变化为标准来评判机体抗氧化能力的改变，从而判断表没食子儿茶素没食子

酸酯锌配合物对免疫功能的作用。结果表明，表没食子儿茶素没食子酸酯锌配合物降低丙二醛的含量，增强超氧化物歧化酶和过氧化氢酶的活性，减少了体内过多的自由基对机体的损伤，从而使机体的免疫力得到增强。

二、配合物在抗癌方面的研究与应用

肿瘤有良性和恶性两种类型，其中恶性的肿瘤是科研人员的主要研究对象，对人体的危害很大，称为癌症。癌症是现代社会的致命杀手之一，我国癌症的发病率以年均 3%~5% 的速度递增，对很多人的生活造成影响。对此，有无数的科研人员夜以继日地研发具有抗癌作用的药物以求减少因癌症的死亡人数。近年来，配合物类药物成为抗癌药物研发的重点之一，科研人员也在这个方向上发现了很多具有抗癌作用的配合物，如钒、锗、钌、铑、钛、铜和银等元素的络合物。

齐晓宇用不同浓度新型金属铜络合物（N-Cu）溶液对人宫颈癌细胞（Hela）进行处理，再分别采用几种方法确认 N-Cu 对 Hela 细胞的作用效果及机制：先通过噻唑蓝（MTT）比色法检测 Hela 细胞增殖受 N-Cu 的影响，再用流式细胞术碘化丙啶（PI）染色法结合软件计算的方法计算细胞周期各时相的 DNA 百分率来确认 N-Cu 作用于 Hela 细胞的细胞周期的哪个时相，后用荧光素异硫氰酸酯标记的膜联蛋白 V（Annexin V-FITC）染色法结合碘化丙啶来辨别凋亡不同时期的 Hela 细胞。结果证明 N-Cu 对 Hela 细胞有拮抗作用。N-Cu 对 Hela 细胞作用后，会发现细胞周期发生了变化，阻滞癌细胞从 G0/G1 期进入 S 期，从而使 G0/G1 期细胞增多和 S 期细胞减少，最后致使细胞凋亡，表明 N-Cu 有抑制 Hela 细胞的作用。也有可能是 N-Cu 与 DNA 结合造成 Hela 细胞损害而发挥抗癌的作用。

草乌中多糖对肿瘤有抑制的生物活性。张茜等先从草乌中提取到粗制多糖，后进行纯化得到精品多糖，和氯化铜反应制取草乌多糖铜（Ⅱ）配合物，通过 MTT 法检测草乌多糖铜（Ⅱ）配合物对结肠癌细胞、乳腺癌细胞和人肝癌细胞的生物活性，发现草乌多糖铜（Ⅱ）配合物对它们都有抑制的活性。宋路路等合成优咕吨酮铜（Ⅰ）配合物，对宫颈癌细胞、食管鳞癌细胞和胃癌细胞等 3 种癌细胞进行实验处理，用 MTT 法检测优咕吨酮铜（Ⅱ）配合物对肿瘤细胞的抑制活性，结果表明优咕吨酮铜（Ⅱ）配合物具有抗癌的作用，且作用效果强于优咕吨酮。奥沙利铂是一种应用很多的癌症化疗药物，主要应用于治疗结直肠癌和其他胃肠癌。

配合物的应用研究在很多领域中都有，本研究只分析了配合物在医药学方面的某些研究与应用实例，为医药领域的初学者了解配合物在本专业方向上的研究与应用提供一定参考。相信在科研人员的不断努力下，配合物在医药领域中的研究及应用将会有大量的新成果出现，更好地造福人类。

第三节　配合物探针技术在医学检验中的研究与应用

医学检验技术在临床医学中具有十分重要的地位。近些年，医学检验技术的发展非常迅速，为医生对患者的诊断、治疗、监测以及预后探析提供了大量有助于分析的资料。

由于某些配合物的光学性质好，常作为荧光探针或发挥荧光探针的作用被广泛应用在有关医学检验的技术中，因稀土配合物有长的荧光寿命、大的斯托克斯位移（Stokes shift）和尖锐的荧光发射峰等优良的光学性质，所以在时间分辨荧光分析技术中常作为探针。在电致化学发光分析中，很多金属有机配位化合物都可产生电致化学发光。磷光金属配合物有发射峰窄、斯托克斯位移大和量子产率高等好的光物理学性质，结合时间分辨荧光分析技术可更好地成像。磷光成像是以氧对磷光具有猝灭作用为基础，在氧存在的情况下，通过检测磷光探针分子寿命和发光强度的改变，将人体内氧分布的情况以图像的方式进行表示的一种技术，可应用于肿瘤的诊断。钯-卟啉等金属配合物是使用频率高的磷光探针。在使用磷光成像技术诊断肿瘤时，氧会导致钯-卟啉等金属配合物磷光探针的发光强度降低，磷光寿命减短，且在人体所发现的氧分压范围内，氧对钯-卟啉等金属配合物磷光探针的猝灭是十分有效的。

在恶性肿瘤的生长过程中，肿瘤缺氧微环境的形成会导致肿瘤区域的氧浓度低于健康区域，因此，健康区域对钯-卟啉等金属配合物探针的猝灭程度高于肿瘤区域，两区域的钯-卟啉等金属配合物磷光探针的发光强度和寿命就会有很大不同，利用这种不同就可形成磷光成像来诊断肿瘤。

NO 具有多种生理功能，在免疫、神经、呼吸、心血管和内分泌等系统中发挥着很大的作用。因此机体内 NO 的检测对于疾病的预防和治疗有着非常大的帮助。赵勇制备的 2-（2-羟基苯基）-1H-苯并咪唑铜（Ⅱ）配合物具有能和 NO 反应、专一性强、荧光稳定和毒性低等优点，可作为荧光探针，用于 NO 的检测和荧光成像。在核磁共振成像技术中，二乙三胺五乙酸合钆用作核磁共振造影剂能够提高核磁共振成像的诊断作用。人血清白蛋白具有清除自由基、维持血浆胶体渗透压和作为运输载体等作用，且在肝病科、胸和脑外科、重症监护等方面有所应用，所以测量人血清总蛋白的含量在医学上具有十分重要的意义。临床上经常用双缩脲法来测量人血清总蛋白的含量。李卓等对偶氮氯膦Ⅰ进行改良研发出偶氮氯膦Ⅰ-铁（Ⅲ）配合物，可以作为光谱探针用来测定人血清总蛋白的含量，检测的准确性和双缩脲法基本一样。

第四节　配合物在某些疾病产生机制上的研究与应用

生命所必需的微量金属元素、金属酶以及机体内很多其他蛋白质在生物体内都以配合物的形式存在，它们在生物体内都有着重要的生理功能，在生命活动中发挥着重要的作用。当它们缺乏时会引起机体紊乱，相应的生理功能就会发生异常而致使疾病发生，对人体的健康造成影响。因此，对于它们的检测和研究能让我们更好地了解发病的机理和如何防治疾病。

胰岛素是含锌蛋白质。缺乏胰岛素可导致糖尿病的发生，增加糖尿病患者患上阿尔茨海默病（Alzheimer's disease，AD）的概率或加重 AD 患者的病情。AD 的病理特征主要有脑内出现老年斑和神经细胞内出现神经原纤维缠结。王旭制备胰岛素缺乏型糖尿病的 AD 模型方法是将链脲佐菌素注射进阿尔兹海默病转基因小鼠模型（APP/PS1 转基因小鼠）中，对 APP/PS1 转基因小鼠和胰岛素缺乏型糖尿病 APP/PS1 转基因小鼠进行实验，结果表明胰岛素缺乏会使小鼠学习记忆能力发生问题、脑内 Tau 蛋白异常磷酸化导致神经细胞内出现神经原纤维缠结和脑内 β-淀粉样蛋白（β-amyloid，Aβ）沉积导致老年斑增多等不利的因素出现，使小鼠 AD 的病情变得更加严重。进一步实验发现胰岛素缺乏会导致小鼠脑内胰岛素受体蛋白活性降低和糖原合成激酶-3 与 c-jun 氨基末端激酶蛋白活性增强，使脑内胰岛素信号转导系统功能发生异常，导致脑内老年斑增多和脑内 Tau 蛋白过度磷酸化。小鼠实验结果表明胰岛素缺乏会使 AD 病人的病情变得更加严重。

在生活中我们经常可以看到机体缺乏某些配合物而导致疾病发生的实例。一氧化氮合酶作为催化酶，使精氨酸生成 NO。一氧化氮合酶无法合成就会导致体内 NO 的量减少，从而引发心血管、呼吸、神经和内分泌等系统的疾病。碳酸酐酶是一组含锌元素的金属酶，有碳酸酐酶 Ⅰ、Ⅱ、Ⅲ、Ⅳ、Ⅴ 等同工酶，它们有多种生理功能，当它们中的某一个缺乏时就可能会导致相关疾病的发生。碳酸酐酶 Ⅱ 缺乏时，会导致肾功能障碍和骨骼吸收困难等疾病。细胞色素 C 氧化酶是一种铜酶，也是一种多亚基的呼吸链复合酶，在机体的能量代谢中有着很大的作用，当 DNA 突变使亚基缺失和装配错误等情况出现时，它会诱发线粒体肌病并导致生长抑制，使人体的健康受到影响。

第五节　配合物药物的药理作用

配合物药物是由金属离子与有机分子（称为配体）之间的协同作用形成的复合物，具有特定的药理作用。这些药物通常通过与生物分子相互作用，从而在机体内产生治疗效果。

以下是配合物药物的药理作用的一些关键点。

第一是目标分子与配体的相互作用，配合物药物的药理作用通常涉及金属离子和配体与目标分子之间的相互作用。这些目标分子可以是酶、蛋白质、核酸、受体等，与疾病的发生和发展密切相关。金属离子和配体的结构和电荷特性决定了它们与目标分子的结合方式，从而影响药物的药理效应。

第二是酶抑制，配合物药物可以通过与酶结合影响其活性，从而实现酶抑制作用。这对于控制生物化学反应、干预疾病机制以及治疗某些疾病非常重要。例如，金属离子配合物可以与酶活性位点中的氨基酸残基相互作用，导致酶的失活或活性降低。

第三是受体调节，配合物药物可以与细胞膜上的受体结合，影响信号传导途径，从而调节细胞功能。这种调节可以导致细胞内信号通路的改变，影响细胞增殖、分化和生存，从而实现治疗效果。金属离子配合物的结构可以设计与受体结合并改变其构象，从而产生期望的生物效应。

第四是氧化还原作用，配合物药物中的金属离子可以参与氧化还原反应，对细胞内的氧化还原平衡产生影响。这可以影响细胞内的氧化应激状态，进而调节细胞的生理和病理过程。一些金属离子配合物被用作抗氧化剂，以保护细胞免受氧化损伤。

第五是药物递送和释放，金属离子配合物药物可以用于药物递送系统。通过调整配体的结构，药物可以被载运到特定组织或细胞，然后在特定条件下释放。这种方法可以增强药物的靶向性，减少不必要的药物暴露，并改善治疗效果。

第六是成像和诊断，一些金属离子配合物药物被设计用于医学成像，如 MRI。这些复合物可在体内产生特定的信号，用于检测组织的结构和功能，从而帮助医生做出诊断。

第七是抗炎和抗肿瘤活性，特定金属离子配合物可以表现出抗炎和抗肿瘤活性。这些复合物可以干预炎症过程、促进免疫系统的反应，或者直接影响肿瘤细胞的生长和存活。

配合物药物的药理作用涉及多种机制，涵盖了分子水平的相互作用、细胞信号传导的调控以及整体生物体内的平衡影响。通过精心设计金属离子和配体的组合，可以实现特定的药理效应，从而为疾病治疗和生物医学应用提供新的途径。

［1］马苑，付秀华，王立红．肿瘤缺氧微环境的研究进展［J］．癌症进展，2020，18（2）：109-112，147．

［2］张茜，芮瑞，李佩佩，等．草乌多糖金属配合物的制备、表征与抗癌活性研究［J］．郑州大学学报（工学版），2016，37（3）：36-39，43．

［3］宋路路，于俏，齐学洁，等．远志活性成分优咕吨酮铜（Ⅱ）配合物的抗肿瘤活性研究［J］．天津中医药，2019，36（7）：701-704．

［4］弓亚国，张涛锋，李勐，等．基于羰基钴一氧化碳释放分子的毒性及生物活性研究［J］．药学学报，2016，51（3）：425-433．

［5］史巧霞，王瑞琼，杜丽东．黄芩苷铈、钇配合物的镇痛抗炎作用研究［J］．西部中医药，2013，26（6）：13-15．

［6］聂根培．人血浆清蛋白的生理功能分析［J］．中国中医药咨讯，2012，4（2）：7-8．

［7］翟学萍，齐建平，尤慧艳．模拟移动床色谱技术研究进展［J］．化学教育，2018，39（4）：1-9．

［8］刘昌孝，陈士林，肖小河，等．中药质量标志物（Q-Marker）：中药产品质量控制的新概念［J］．中草药，2016，47（9）：1443-1457．

［9］周瑞，郜玉钢，臧埔，等．炮制对中药活性成分及功效的影响［J］．中国实验方剂学杂志，2015，21（3）：209-212．

［10］王瑞，郭夫江，贾琦，等．思政教育融入"中药化学"教学的探索与实践［J］．中医药管理杂志，2018，26（18）：37-38．

［11］杨曦亮，胡霞敏，张永忠，等．在《天然药物化学》课程教学中加强中医药文化教育的实践研究［J］．中国医学伦理学，2016，29（1）：59-61．

［12］张礼和．多学科合作研究推动了化学生物学的发展［J］．中国科学基金，2021，35（2）：175-180．

［13］赵义涵．化学生物学——全新的研究热点［J］．化工管理，2018（7）：93．

［14］张礼和．化学生物学驱动的药物研究［J］．药学进展，2017，41（1）：1-3．

［15］陈鹏，杨财广，张艳，等．基于化学小分子探针的信号转导过程研究进展［J］．中国科学基金，2017，31（3）：211-221．

［16］许莹．临床生化检验9项的分析前变异和个体内生物学变异［J］．临床合理用药杂志，2020，13（5）：166-168．

［17］周怡青，肖友利．活性天然产物靶标蛋白的鉴定［J］．化学学报，2018，76

（3）：177-189.

[18] 张发光，曲戈，孙周通，等．从化学合成到生物合成：天然产物全合成新趋势
[J]．合成生物学，2021，2（5）：674-696.

[19] 王平平，杨成帅，李晓东，等．植物天然化合物的人工合成之路 [J]．有机化
学，2018，38（9）：2199-2214.